YOUR LEGACY OF LOVE
Realize the Gift in Goodbye

Gemini Adams
ジェミニ・アダムズ 著
Kazuha Minegishi
峰岸計羽 訳

死ぬときに後悔しない「こころの遺産」の贈り方

今日から始める
愛する人への
「メッセージ」作り

ハート出版

正義とは無縁だった世界に初めて闘いを挑んだ母アンドレア・アダムズ（一九四六～一九九五年）に本書を捧げます。母の遺した足跡は、私の人生に計り知れない影響を与えてくれました。

そして今、この本を通じて、読者と最愛の人々の心にも、その力が伝わるよう願ってやみません。

YOUR LEGACY OF LOVE
Realize the Gift in Goodbye
by Gemini Adams

Japanese translation published by arrangement with
Deanna Leah, HBG Productions, Chico USA
through The English Agency (Japan) Ltd.

はじめに

人と人は、普通、別れ際《ぎわ》にキスや抱擁を交《か》わしたり、軽いジョークを言い合ったり、あるいは二言三言、優しい言葉をかけ合ったりするものです。けれども、たまに、そういう挨拶《あいさつ》を交わすことなく別れてしまうことがあります。時間がなくてドタバタと出かけてしまったり、いさかいのあげくに険悪なムードのまま別れてしまったり……。

でも大丈夫。そんなときは、あとで謝《あやま》りの電話をかけるとか、次に会ったときに埋め合わせをすればいいのです。そう、いつだってやり直しは、ききそうな気がします。

ところが残念ながら、こと人生においては、いつもいつも、そううまくいくとは限りません。きちんとお別れを言える最後のチャンスは、実はもう過《す》ぎ去ったあとだった、そんな場合もあるのです。

たとえば、あなたが、ろくにさよならも言わずに一週間も家を空《あ》けたとしましょう。きっと家族は失望して腹を立てるに違いありません。でも、やがてあなたが自分の愚かさを反省して謝りの電話をかければ、たぶん家族はあなたのことを許してくれるでしょう。そうすれば、留守中のわだかまりなど、あっという間に吹き飛んでしまいます。

けれども、「もしも」のときを考えてみてください。何かの理由であなたに最悪の事態が起きて、さよならを言う機会が二度と巡《めぐ》ってこないとしたら、どうでしょうか？　つまり、あなたが家族のことをどれほど大切に思っていようと、その気持ちを伝えることができないのです。

ご家族はきっと嘆《なげ》き悲しむに違いありません。もう、あなたと言葉を交わしたり、抱き合ったり、笑ったりすることも、顔を見ることもできないのです。あなたがどんなに家族への愛を伝えたくても、そのチャンスはもう永遠に失われてしまいました。なぜあのとき、まともにさよならぐらい言わなかったのかと、自分自身も、遺《のこ》された家族も、心の底から悔《く》やむに違いありません。

私たちが遠まわしに「それ」などと呼んでタブー化しているものから、誰もが逃《のが》れられないのは分かっています。ところが、「それ」を想定して準備を整えておこうという人は、実際にはほとんどいません。永遠の別れを告げる日が何年何月何日と決まっていないだけに、簡単に意識の外へと追いやってしまえるのです。

末期の病《やまい》と診断され、「その日」が差し迫っていることを痛感させられれば別ですが、そうでもない限りは、忘れていられるわけです。そればかりか、かなり非情な現実を突きつけられたときでさえ、人間は、カーペットの下に「それ」を押し込んで、見なかったことにしようとします。ましてや、今のところ重い病も患《わずら》っていないような人なら、自分はまだまだ大丈夫、二〇年、四〇年先の遠い未来のことだ、と思い込むでしょう。

ところがこれは、とんだ見当違いです。たいていの場合、事故、自然災害、病気、そのほかの恐ろしい悲劇の結末として、「それ」は抜き打ちでやってきます。そして、ずっと「それ」について考えずにきた私たちは、なんの準備もないまま、その日を迎えることになります。

あなたが、少しばかりの感謝の言葉や温かいメッセージを用意しておかなかったがために、あとに遺された人々は、「もう一度やり直せたらどんなにいいだろう」という思いとともに、悲しみの淵に取り残されるのです。

そんな事態を避けるために、どうか、ご自分に問いかけてみてください。「自分の旅立つ日が分かっていたら、いったい、どうするだろう?」と。

残された時間を、あなたならどう過ごすでしょうか? 自分が歩んできた人生の道のり、身につけた価値観や教訓を、どのように伝えていきますか? 最愛の人々がずっと大切にしていけるような贈りものを遺していきたくはないですか? たとえば、愛する気持ちを手紙に託《たく》すとか、遺された人々の励《はげ》ましや慰《なぐさ》めになるような何かを用意するとか。

そう、「その日」がいつと分かっているなら、きっと、ここに挙げたようなことは、どれもこれもすべて実行するでしょう。いや、さらにもっと手を尽くそうとするでしょう。

今、挙げたような努力は、あなた自身の「こころの遺産」を形づくることにほかなりません。あなたが伝えていった「愛のメッセージ」は、きっと、あとに遺された人たちの救いとなるはずです。あなたの愛に支えられて、お子さんやパートナー、恋人、きょうだい、ご両親は、死別の悲しみを乗り越え、立ち直ることができるでしょう。そうやって、最愛の人々が受けるショックを少しでもやわらげ、死別に伴《ともな》うさまざまな困難を切り抜けられるようにしておく努力は、あなたにもできることなのです。

まずは、「明日が必ず来るとは限らない」と認めるところから始めてください。そして、知っていただきたいのです。最後のお別れに向けて準備をしておけば、ご自分の人生に前向きな変化をもたらせるうえ、別れ際に大切な贈りものを遺していけるということを――。

運命

私たちに与えられた　人生の長さはどれくらいだろう
運命を全《まつと》うするために　生まれてはきたけれど
広大無辺の宇宙の片隅
この地上での時間は　つかの間にすぎない
足跡を残し　名を成し
かけがえのない思い出を刻むため
意志の力で人生を切り開き
星のように燦然《さんぜん》と輝くためには
学ぶことはあまりにも多く
与えられた時間は　あまりにも少ない
天の御使《み》いに導かれ
約束の地へと向かう日は　たちまち訪れる
そのとき私たちは　祈りを込めて旅立つだろう
愛という名の遺産が　どうか受け継がれますようにと

――アン・レイヴン（二〇〇六年）

もくじ

第一部

理解する

第一章　手遅れになる前に

好機をつかまぬ者は、神でも助けられない。
――中国のことわざ

もし母が今も生きていたなら、私はこの本を書いていなかったでしょう。母を失ったからこそ気づけたことも、きっと素通りしていたと思うのです。遺族が必死の思いで故人との絆《きずな》をつなぎとめようとすることや、最愛の人を失う苦しみについても、理解できなかったに違いありません。

それに、死別の悲しみから学ぶことには特別な意味があったようです。母を亡《な》くして一三年たった今、この本を書こうという気になったのですから。

こうしてペンを執《と》っているのは、母の死を通じて気づいたことを皆さんに伝えたくて、そして、どんなにつらい体験――人生で最高に悲しい別れ――の中にも、きらめくような宝石が隠されていて、誰もが、かけがえのない贈りものを渡せるということをお話ししたいからです。

ただし実際には、そのことに気づいたときは手遅れという人が多すぎます。たいていの人は死をタブー視するあまり、いざというときのために備《そな》えようとは考えません。顔をそむけたまま、自分には起こりっこない、なんとかなるさと思っています。けれども、残念ながら、なんとかなったためしは、まずありません。なんの準備もしないまま「その日」を迎えた場合、遺されていく家族や友人たちに、いっそうつらい思いをさせるだけです。

最愛の家族がどんな事態に直面するかを考えず、万一の備えを怠《おこた》っていたがために、遺された人たちは、（私がそうだったように）感情的にも精神的にも計り知れないショックを受けるのです。

自分の家族を戸惑《とまど》いと寂《さび》しさ、虚《むな》しさと不安の中へ置き去りにしていく――そんなことは、あなたも決して望んでいないはずです。だからこそ、ご自分なりの「こころの遺産」を準備していただきたいのです。そうすれば、やがて「そのとき」が訪れても、最愛の人々に救いの手を差し伸べられます。

もちろん、そんな日のことを考えるのは、決して楽しくはないでしょう。ですが、ちょっと立ちどまって、想像していただきたいのです。ご自分が今、この世からあの世へと旅立ったら、

最愛の人々は、はたしてどんな思いをするでしょうか？　遺された人たちは、

- あなたに愛されていたことをどうやって実感できますか？
- あなたの人生について、どうやって知りますか？
- つらい時期に誰を支えとしますか？
- 誰に慰めてもらえますか？
- どうすれば、あなたのことをいつまでも鮮明に覚えておけますか？
- 人生の選択を迫られたとき、誰に助けを求めればいいですか？
- 困難なとき、誰に励ましてもらえばいいですか？

今日から始める

これらは、考えたくもない、やっかいな質問かもしれません。ですが、あえて問わなければ、あなたはいつまでも答えようとはしないでしょう。考えずに放置しておけば、いざ「そのとき」に、あなたの大切な人たちを途方に暮れさせることになります。遺族というのは、ただでさえさまざまな課題を突きつけられ、一つ一つ解決していくのに苦労するものです。だからこそ今

から「もしも」のときを真剣に考えておくことが重要なのです。遠い未来――二〇年も四〇年も先――の「そのとき」になってからでは遅すぎます。今すぐ、今日から取りかかりましょう。人生の別れ際に渡す贈りものを用意できるのは、元気に暮らせているあいだだけなのです。

悲しいことに、私の母にはそれができませんでした。家族の悲しみをやわらげる本の一冊も書き残してはくれませんでした。さきほど挙げたような問いを誰からもぶつけられなかったから、考えられなかったのです。子どもたちの支えとなるメッセージを用意することが、こんなに大切だとは思いもしなかったでしょう。もし母がその方法を知って実行していたなら、遺された私たち家族の苦労は、いくらか軽くなっていたでしょう。それに私自身も、ずっと早く悲しみから立ち直っていたと思うのです。そして何よりも、母と娘との深い絆を実感することができたはずです。そういう思いがあるからこそ、今、私はこの本を書いているわけです。

あなたには、ご自分が亡くなったあとに――お墓の中からでさえも――大切な家族を慰めたり、導いたり、励ましたりできるのだということを知っていただきたいのです。家族への愛を記録に残しておけば、逝《い》ってしまったあともずっと、最愛の人々とつながっていられるでしょう。

この本では、そうした死別に伴う精神的、感情的なダメージをやわらげる具体的な方法を取り上げていきます。最愛の人々が悲しみのあまり「危険地帯」に迷い込んだり、心にぽっかり空いた「穴」から抜け出せなくなったりしないように、あなたにできる防止策をお伝えします。

ただし、学術的な話をするつもりはありません。むしろ、すぐにできる実践的な方法を紹介していきます。

本書の第一部では、死別の悲しみについて**理解**を深め、この難しい問題と向き合っていただけるようにしました。

第二部では、「こころの遺産」は簡単に**準備**できるものだということを、豊富な具体例とともに紹介します。

そして第三部では、人生の終わりを見据《す》えれば、今よりも心安らかに有意義な生き方が**実践**できるようになるということを、お話ししたいと思います。

「こころの遺産」を遺そうという発想は、自分自身の経験――二一歳のときに母親をガンで亡くしたこと――から来ています。ですから、この本の大部分は、自分が得た気づきをもとに書かれています。同時に、ここには、インタビューやカウンセリングで出会った多くの人々の考え、発想、示唆も含まれています。たとえば、自分が亡くなったあとも子育てに積極的にかかわろうとして、特定の人物に親心を託していった母親のエピソードなどがそうです。

そうやって我が子への思いを遺していくという発想は、旅立ちの迫っている親にとっては、とりわけ重要な意味を持つでしょう。けれども、我が子に限らず、最愛の人々――パートナー、親、恋人、きょうだい、孫など――にいつまでも愛情と力を注ぎたいと思う人なら誰でも、同じことを実践して損はありません。

それらの具体的な方法を紹介する前に、まず、私自身の体験を少しお話しさせてください。身近な人の「死」が、遺された人々にどれほどの影を落とすものかということを、分っていただけると思います。

「余命三カ月」の宣告

ことの始まりは、私が一八歳のときでした。高校を卒業した夏、私は、自立への第一歩として、ギリシャ南部の地中海に浮かぶ美しい島レフカスにあるパラダイス・ホテルで、ウェイトレスのアルバイトをしていました。夢のようなバカンスが瞬《また》く間に終わりを告げると、家族の待つ英国へ戻ってからは、一六歳の弟ジェイコブとその友だちをボーンマスの海岸までサーフィンに連《つ》れて行ったりして、夏の終わりを過ごしました。

一〇代の私たち姉弟にとっては、学校生活や勉強のプレッシャーから解放された、いかにも気楽なひとときでした。けれども、そのすぐ先には、どんでん返しが待ち受けていたのです。

その月、母はすでに五回も医者に通っていました。抗生剤を処方してもらっても、しつこい咳《せき》が一向に収まらず、激しい腹痛の原因となっている過敏性腸症候群は悪化するばかりでした。

ある日、私が帰宅すると、母とパートナーのフランシスがソファに腰掛けて慰め合っていました。二人の泣きはらした目と濡れた頬を見れば、ただごとでないのは明らかです。その日、専門医のもとで検査を受けた母は、新たな診断結果を聞かされていました――肺と肝臓に転移ガンが見つかった、と。

事態は深刻でした。私には難しいことまでは理解できませんでしたが、これだけは分かりました。まさに今、戦いの火ぶたが切って落とされたのです。我が母「アンドレア・アダムズ」と死の病「ガン」との対決です。

この恐ろしい知らせに、私たち家族は最大の疑問と向き合わざるを得なくなりました。はたして母の身に本当に「それ」は起こるのだろうか？　いや、そんなことはないだろう。でも、万が一起こるとすれば、どれくらい先のことなのか？

病気の見通しを聞かされた瞬間から私たちの頭の中をジェットコースターのように駆け巡った数々の不安、それはまさに、その後の私たちがたどる道筋そのものでした。「もしも……だったら」「いや、まさか」という思いに翻弄《ほんろう》され、宙づりの状態だったのです。

母はさらに何度か検査を重ねましたが、結局、原発巣（病気が最初に起こった部分）を突きとめることはできず、有効な治療の手立ては限られてしまいました。主治医から告げられた余命は、たったの三カ月――二人の子を持つ四六歳の女性にとって、なんという残酷な死刑宣告だったことでしょう。

病との戦いに必ず打ち勝つ、そして、二人の子どもにショックは与えまい、そう決めた母とフランシスは、余命のことは自分たちの胸にしまっておきました。それでも今までどおりに暮らしていけるだろうと考えたのです。しかしそうはいきません。生活は一変しました。昨日はあっちのクリニック、今日はこっちの病院、明日は何かの専門医、その翌日は腫瘍科といった具合に、果てしなく続く医者通いはもちろんのこと、山のような医薬品に錠剤の瓶や箱、注射器に点滴チューブ、不格好《ぶかっこう》に体に取りつけられた長期留置用カテーテル、そういうものが、なにげない日常をすっかり変えてしまったのです。

初対面の医師や看護師、なじみの薄い専門用語――ケモセラピー、オンコロジー、バイオプシー、トキシシティ、ヘマトロジー、ニュートロプニー、メタスタシス、レミッション、リラプスなどなど（訳注：それぞれ、化学療法、腫瘍学、生体検査、毒性、血液学、好中球減少、転移、寛解、再発を意味する）――私たちはまさに未知の世界に踏み込んだ心地でした。そして友人、親戚、同僚から、ひっきりなしにかかってくる心配の電話や、見舞いに訪れる人また人。そういう変化に私たちは、いやがおうでも慣れていかなければなりませんでした。

それでいて一方では、何事もなかったかのように、ぎりぎりのところで日常生活を保とうともしました。母は相変わらずBBCラジオのジャーナリストを続け、文章を書き、「職場のいじめ撲滅キャンペーン」の先駆者として国内を飛び回っては、英国有数の組織にトレーニングやコンサルティングを行っていました。

そのあいだ、弟と私は、フランシスが慰め支えてくれたおかげで、安心して勉強を再開することもできました。とはいえ、こういった日常生活を維持しようという努力が、いつもうまくいくとは限りません。うわべは平静を装っていても、ペンキがはがれて不安がどっと噴き出す日もありました。病院から戻ってくるなり涙があふれ出したり、痛みに母が顔をしかめるたびに、言い知れぬ恐怖に襲われたり。そんな生活を私たちは二年間も続けたのです。

でも、母には医者の言葉をすんなり受け入れるつもりはありませんでした。だから病に戦いを挑《いど》み、余命と言われた三カ月を越えて抵抗を続けたのです。激痛にさいなまれようと、病巣が骨の奥深くへと広がろうと、決してあきらめません。けれども、寒々とした一一月のある日、とうとう決着の時を迎えました。勝利を収めたのは、病気のほうでした。

その日、そばかす顔にいつも生意気そうな笑《え》みを浮かべ、どんなにつらいときでも優しく抱きしめ慰めてくれた、あの美しい母は、自宅で安らかに息を引き取りました。私たちを苦しめてきた「もしも……だったら」という不安は、ようやく解消されました。とうとう「それ」がやってきて、この世で一番大切な母を私たちから奪っていったのです。

そこからがまた、長く険《けわ》しい旅路の始まりでした。思えば、母との別れはもうずっと前から予感していたことです。だから、それなりに覚悟はできているし、乗り越えられるもの、と私は高をくくっていました。ところがとんだ大間違いです。最初の数週間は、文字どおり泣き暮らしていました。なんというすさまじい絶望感でしょう。それまで私が身近なところで経験した死といえば、ウサギのロッピー、ハムスターのホピティ、そして暴れん坊だった犬のスマッジが亡くなったときだけでした。つまり、喪失の悲しみがどんなものか、私はほとんど知らないも同然だったのです。

ペットを失ったときは、ショックから立ち直るまで何日か学校を休みはしましたが、それ以上のことはありませんでした。でも、今回は勝手が違います。心は粉々《こなごな》に砕《くだ》けていました。一番大きな愛情を注いでくれた人、私の進む道を照らしてくれる光であり、コーチであり、親友でもあった大切な母を失ったのです。心が痛くて痛くて仕方ありません。その圧倒的な喪失感は、永遠に癒《い》えることがないように思えました。

遺された者の苦しみ

「それ」が私に及ぼした衝撃は、計り知れないものでした。あれから一三年、時という偉大なヒーラーの力でそれなりに癒《いや》されはしましたが、あのときの感情は今でもよみがえってきます。

孤独、不安、心細さ、みじめな気持ちが、ふいに忍び寄ってくることがあるのです。特に、ストレスがたまったときや病気のとき、誰かから拒絶されたり、関係性が変わったりしたときなど、その古傷はいとも簡単に、ぱっくりと口を開きます。その下から顔をのぞかせるのは、おなじみの深い悲しみと後悔の念です。そう、つらいときにいつも励ましてくれていたあの母は、もう決して戻ってこないのです。

親を亡くしたショックの大きさは、なかなか伝えきれるものではありませんが、私の日記のこんな一節が参考になるかもしれません。これは母の死から一年後の、ある日の記録です。

ケイトが「元気?」って聞くから、「元気よ」って答えた。もう何度目だろう、こんなふうに嘘をつくのは。でもほかになんと言えばいいの? 「絶望的で、空っぽで、みじめな気持ち。二二歳なのにスーパーでママとはぐれた子どもみたい。一人ぼっちで恐くって、どうやって家へ帰ったらいいか分からないのよ!」なんて言えない。

あなたは、「もう二二歳だったら、ママを亡くしても立派にやっていける年じゃないか」と思うかもしれません。でも聞いてください。生まれてこのかた、常に大切にしてくれ、心の支えになってくれた人物を亡くしたのです。何歳になっていようと、どんなに強かろうと賢《かしこ》かろうと、それは天地がひっくり返るほどの衝撃です。とりわけ、子どもや年少者、あるいは長く連れ添《そ》ったパートナー、特に高齢者にとっては、大きな困難を伴う経験です。

一番たくさん愛を注いでくれた人を失うことは、何よりも大きな悲劇であり、遺族の残りの人生にマイナスの影響を及ぼす場合が多いのです。頼りにしていた相手であればあるほど、その人との死別体験から遺族が無事に立ち直るためには、それなりに心の支えや助け、導きが必要です。けれども、たいていの人は、自分自身が最愛の人との死別を経験するまで、その重要性に気づきません。そのため、残念ながら、遺族の多くは死別の悲しみを自力で乗り越えるしかない状況に置かれたままなのです。

弟と私がまさにそうでした。母を亡くしたとき、大人になりかけの私たちを見て、周囲の人々は、やすやすと悲しみを乗り越えていけるだろうと思っていました。母親と死別した私たちが何を必要とし、どんな困難に直面しているかなど、理解してくれませんでした。私たちにしてみれば、それまでしっかりと足元を支えてくれていた環境が、悲しみの靄《もや》に包まれた不安定な世界へと一変してしまった思いでした。

生きていくうえで欠かせない母の愛、いわば子どもにとっての原動力を失ったあと、心にはぽっかりと穴が開いていました。すでに自立の階段を上り始める年頃でしたが、プライベートでも仕事でも着々と歩みを進めている同年代の友人たちとは違って、私は、戸惑いと深い絶望のあいだを右往左往する毎日。すっかり人生の要《かなめ》を失っていました。

人生の相談役であり、一人の聡明な女性にして理想の母親、常に観客席から声援を送ってくれるチアリーダーだった人は、もういません。一人ぼっちで、打ちのめされ、心はボロボロのまま、どこに救いを求めればいいかも分かりませんでした。

気分がましな日があるかと思えば、翌日はどん底へと落ち込みます。誕生日、祝日、記念日、パーティや年中行事、かつては楽しく祝った日々が、今や「寂しさを思い出す日」になってしまいました。興奮と熱気に包まれている人々の様子を見るにつけ、喪失感やみじめさは、いっそう強まります。メッセージカード、ケーキやプレゼント、お祝いの電話や抱擁は、それらをかつて与えてくれた存在を失ったつらさを際立たせるだけでした。

さらには、運にすっかり見放されて自信を失くした日や、気の遠くなるほどの大きな決断を迫られる日もありました。そこへ追い打ちをかけるように、日常生活のさまざまな課題――勉強、試験、お金、仕事、人間関係――が重なり、もうヘトヘトでした。

自分なりに気力をふるい立たせ、なんとかなるはずだと信じようとしましたが、そんなときいつも特効薬だった母の言葉と抱擁は、もうありません。もう一度、母に甘えられたら、いつもの励ましやインスピレーションや称賛の言葉を聞けたら、どんなによかったでしょう。たとえわずかでもアドバイスを聞けたなら、より正しい道を選択できたし、ちょっとした勇気づけがあれば、希望も湧《わ》いてきたでしょう。

「あなたを誇りに思うわ」とか「愛しているわ」とか「信じているわ」というメッセージ、つまり、母に深く愛されていたことを思い出させてくれる何か、たとえば手紙や録音テープが、いや、せめて紙ナプキンの走り書きでもあったなら、ずいぶん違っていただろうと思うのです。でも悲しいことに、そこにあるのは沈黙だけでした。

時とともに、そんなふうに母を恋しく思う気持ちは薄れていきました。人生のお手本になってくれる人たちをほかに見つけ、成長し、自分を頼りにできるようになったのです。でも、ここまでくるには一三年もの歳月がかかりました。それに、今でも、母を失ったという負の遺産を痛感させられる日がないわけではありません。自分の生い立ちや、私という人間が育ったいきさつ、あるいは、母について聞かされる話が事実なのか虚構なのか、いったい誰に確かめればいいのでしょう。

友だちの結婚式に出たり、出産の知らせを受けたりしても悲しみはよみがえります。友だちから「今度、母とこんなことをするつもりなの」と、私には決してできないことを聞かされると、心が喪失感でいっぱいになるのです（もちろん、友だちに悪気《わるぎ》はないのですが）。

振り返ってみると、奇妙なことに、母の死は当然起こりうる現実と分かっていながら、それが自分たちに及ぼす影響については、一度として話し合いませんでした。私たち当事者のあいだでも、また、医師、看護師、ホスピスのスタッフの側からも、話題として持ち出されなかったのです。私たち家族に、「もしも」のときを覚悟することがどれほど重要かを教えてくれる人は、一人もいませんでした。

もし誰かが教えてくれていれば、母は、私たちが死別の悲しみを乗り越えられるような、そして、いつまでも絆を実感できるような手立てを用意してくれたでしょう。肉親を亡くした経験のない母にとって、自分が旅立ったあとに家族が受ける衝撃の大きさを想像することは、かなり難しかったに違いありません。私たちがこれほど苦労するとは思いもよらなかったでしょうし、遺していく家族を慰めたり励ましたりする方法があることすら、知らなかったはずです。私がこの本で提供するようなアドバイスを受けなかったために、残念ながら、母もまた大勢の人と同じように、「別れ際に贈りものを渡す」ことをせずに逝ってしまいました。

かけがえのない遺産

厳密に言うと、母は旅立ちのときのために、ある種のアドバイスは受けていました。それは、「遺言状」を作成し、「財産」分与の仕方を決めておくようにということです。おかげで、私たちは生活に困ることも、法律的にもめることもありませんでした。そのことには感謝の気持ちでいっぱいです。ですが、それで悲しみが癒されたわけでも、母娘の絆を実感できたわけでもありません。

母から受け継いだ家や車、そのほかの所有物は、母を失ったことの埋め合わせにはならないのです。私が一番必要としていたのは、「母の愛を思い出させてくれる何か」でした。そのことをいっそう強く感じたのは、母の不在を思い出す日になってしまったクリスマスや誕生日といったイベントのときです。

心底つらくて仕方がなかった時期ほど、母の教えや特別なメッセージがほしいと思ったことはありません。たとえば、交通事故に遭《あ》ったとき、手術を受けたとき、オーストラリアでの職場体験でホームシックになったときがそうでした。手紙でもカードでもいい、母の愛が感じられて、消えかけた絆を取り戻してくれる何かがあれば、どんなによかったでしょう。

要するに、本当にかけがえのないものとは、母が遺してくれたお金や物ではなく、「こころの遺産」だったのです。つまり、母という人間を形づくっていた本質――どんな才能を持ち、何を学び、何に価値を置き、どんな人生を歩み、何をどう愛した人だったのか――を伝えてくれるものです。そして、それはまさしく、私たち母娘の関係を土台から支える大事な要素でもありました。

もし母がこうした「こころの遺産」の大切さを理解し、何かを遺してくれていたなら、悲しみに暮れる私の力強い支えとなっていたでしょう。それがあれば、母娘の絆が薄れていくのも食いとめられたでしょうし、ピンチのときのつらさもやわらぎ、勇気づけられもしたでしょう。そして、喪失の悲しみからも、もっと早く立ち直れていたと思うのです。

あれから時が流れ、肉親との死別を経験した人たちと話すようになってから、私は、自分の直観が正しかったことを知りました。故人との絆をいつまでも感じていたいという願いは、どの人にも共通していたのです。ならば、もっと多くの人に、「こころの遺産」の重要性と価値を知ってもらうべきではないか、と思いました。そうすれば、遺していく人たちの苦しみをやわらげることができるのですから。でも、その一方で、「この私が人さまにアドバイスするだなんて、おこがましい」という思いもありました。

私は心理学者ではありません。当時は、まだグリーフ・カウンセリング（訳注：身近な人の死別によって大きな悲嘆《グリーフ》を経験している人のためのカウンセリング）の訓練を受けてもいませんでした。そこで、まずは自分なりのリサーチを開始しました。四年の歳月を費《つい》やし、グリーフ・カウンセラー、ホスピス・ワーカー、医師、看護師、聖職者、悲嘆・死別・緩和ケアの分野で活躍する専門家にインタビューを行ったのです。

関連の論文や記事、書籍も読みあさりました。遺族ケアにかかわる英国有数の組織クルーズ（ＣＲＵＳＥ）と英国スピリチュアル・ヒーラーズ連盟でも学び、そこでボランティアのヒーラーとカウンセラーとしても活動しました。大きな喪失体験を経た人々の話に耳を傾けた時間は、何百時間にも及びます。また、その間、ウィンストン・チャーチル記念財団から奨学金を受けて、「緩和ケアにおける愛の役割」についての研究を深めることもできました。

すると研究の場は海を越えてアメリカへと広がり、そこでもまた、緩和ケア・センターやホスピス、遺族ケア団体の責任者や創設者にインタビューを行うことになりました。たとえば、サンフランシスコの禅ホスピス、オレゴン州ポートランドのダギー・センター（家族を亡くした子どもへの心のケアを行う施設）、ニューヨークのカルヴァリー病院などです。

こうした活動を通じて、私は遺族のニーズについて多くを学びました。しかし、それでも、自分の考えるような「愛のメッセージを遺すこと」が本当に遺族のためになるのかどうか、今ひとつ自信がありませんでした。そこで、独自のアンケート調査で「あなたは親に何を遺してもらいたいですか」という質問をぶつけてみることにしました。するとどうでしょう。「こころの遺産」の重要性を裏づける結果が出たのです。

一番大きくうなずいてくれたのは、実際にそうしたメッセージを受け取ったという少数派の一人、ある年配の男性でした。第二次世界大戦の際、戦地へ赴《おもむ》く父親が、手紙という贈りものを遺していったのです。その男性はこう語ってくれました。

「実を言うと、父の記憶はまったくないんだ。私が三歳のとき亡くなったからね。だが、その手紙のおかげで父はいつも私の中で生き続けてきたし、これからもずっとそうだろう。あの手紙がなければ自分はどうなっていたか分からない。私にとっては一番の宝ものだよ。コピーを取っておかなければいけないな。何度も読み返すうちに、ボロボロになってしまったんだ」

こうして、私の中でパズルの最後のピースが収まりました。「愛のメッセージ」が遺族の助けになることが充分に証明されたのです。いよいよ学んだことを伝えていくべき時でした。こうして出来上がったのがこの本です。私自身が学んだことや、これまでに取材した多くの遺族の具体例をふんだんに盛り込んだのは、あなたにも「もしも」のときのために備える方法を知っていただきたいからです。

どうかこの本をヒントにして、別れ際にご自分の子どもやきょうだい、パートナーや恋人、場合によってはご自分の親に、永遠の贈りものを渡せるよう準備していってください。読み進めるうちに、ご自分がどんな「こころの遺産」を遺せるかが見えてくると思います。そこから、ほかの誰でもない、あなたという人間の本質を伝える「愛のメッセージ」を、ぜひ作り上げていってください。

本書では、さまざまなメッセージや媒体、音楽や品物などによる、愛の表現方法を紹介しています。これらは、いつの日か、ご家族がそれを手にしたとき、思いがけず励まされ、勇気づけられ、深い思いやりを感じることができるような、いわば「未来への贈りもの《フューチャー・サプライズ》」です。

ただし、それを用意するには少しばかりの勇気が必要です。自分の「旅立ち」について考えるのはつらいことでしょう。誰もがその厳しい現実を簡単に直視できるとは限りません。この時点であなたが、「なぜそんなこと考えなくちゃいけないんだ?」と思っているとしたら、どうか、今から三〇年後に、お子さんやパートナーが一通の手紙を開いている光景を思い浮かべてみてください。それは、最愛の家族に会えなくなる寂しさをしたためた手紙です。あなたは家族との大切な思い出を数え上げ、自分が学んだことや人生について語っています。いつの日か、その宝ものを開いたご家族は、きっと喜ぶことでしょう。あなたの肉体が滅びようとも、そうやって、心からのメッセージは永遠に生き続けるのです。

それでも、「できれば避けて通りたい人生のイベントのために、今から準備するなんて……」と尻ごみしている方には、私が請《う》け合いましょう。死をタブー視するのをやめ、「愛のメッセージ」が最愛の人たちにとって、どれほど大きな力になるかを理解すれば、きっと楽《らく》に準備に取り組めるようになるはずです。この本を読み終える頃には、やってみようという勇気が湧いてくるでしょう。あなたはもともと、進歩的で勇気と優しさと思いやりのある方ではありませんか。そうでなければ、最初からこの本を手に取ったりしないはずです。

それでもまだ少しのためらいがあるとすれば、覚えておいてください。ここに紹介する方法のたった一つでも実行しておけば、最愛の人々に絶大な効果をもたらすということを。

これまでも、すでに遺族になってしまった人たち向けの救済策を紹介する本は、山ほどありました。でも、この本は、事前に準備のチャンスがあることに目を向けてほしくて書いたものです。最愛の人々の悲しみをやわらげる手立てを今から講じておきましょう。どうかチャンスのある「今」のうちに、驚きと感動に満ちた贈りもの作りに取りかかってください。別れ際に渡すプレゼントを今から用意しておけば、最愛の人たちは、きっと将来、想像もつかないほど大きな感謝の念で満たされるでしょう。

第二章　心のこもったメッセージ

気持ちを表に出したことを弁解してはならない。真実を弁解することになるからだ。
——ベンジャミン・ディズレーリ（英国の政治家）

私が最初に「こころの遺産」を思いついたとき、まだ頭の中では疑惑の種がカサコソと音を立てていました。自分自身は母からそういうメッセージをもらっていなかったし、当時は、知り合いの中にも経験者はいませんでした。

「愛のメッセージ」があれば、遺された者の心の負担がやわらぐのではないか……、そうは思っても、はたしてほかの人も同じ必要性を感じているでしょうか。遺族にとって益よりも害になるようなアイデアでは困ります。これが本当に役立つものだという確証が必要でした。

そこで、机の上で考えているだけでなく、実際に次のような質問をぶつける、独自の調査を始めたのです。

もし、あなたの親が亡くなったら、お金を受け取るのと、あなたへの愛情が綴《つづ》られた手紙を受け取るのと、どちらがいいですか?

この質問を立場のさまざまに異なる人たちに尋《たず》ねたうえ、さらには、その家族や友人にも訊《き》いてもらえるようにお願いしました。ありがたいことに皆さんが快《こころよ》く応じてくださったおかげで、たちまち二五〇〇人以上からの回答が集まりました。ヨーロッパだけでなく、アメリカ、カナダ、アジア、オーストラリアの、企業人、子を持つ親、子ども自身、専門家、軍人、医師、法律家、主婦、芸術家、ミュージシャン、エンジニアなど、その大多数が、身近な人を亡くした経験のある人たちでした。

なぜ「お金」よりも「手紙」なのか

この調査の結果、私のアイデアが一人よがりでないことが分かってホッとしました。回答者の九〇パーセント以上が、紙に書かれた言葉がほしいと答えたのです。手紙はいらないと言った少数派の中には、冗談まじりに、「もし南フランスのお城を相続できるなら、手紙よりそっちのほうがいいわ」と答えた女性がいました（頑張ってください！）。たぶん彼女は、映画『リトル・ダンサー』を見たことがないのでしょう。だから、シンプルなメッセージが遺族に与える影響の大きさを知らないのです。

映画『リトル・ダンサー』は、一九八〇年代初頭の炭鉱ストライキが続くイングランド北部の町を舞台に、そこで育つ少年ビリーの成長を描いた作品です。ビリーは、母を亡くした悲しみにもがきながら、さらには、妻も仕事も失った父の悲しみとも付き合わなければなりません。ビリーの知らないうちに生前、母親は、息子に一通の手紙を書き残していました。一八歳の誕生日に開くようにと書かれたものです。ところが、孫のビリーの素行を心配した祖母は、彼を悲しみから立ち直らせるために、一八歳になる前に読ませることにしたのでした。こうして、まだ一一歳で、ビリーは亡き母からの手紙を受け取ります。

わが息子ビリーへ

私のことは、きっと遠い思い出になっていることでしょう。もう、ずいぶん昔のことですものね。

本当は、あなたが成長するのをずっと見守っていたかった。あなたの泣き声、笑い声、叫び声が懐かしいわ。それに、よく叱ってしまったわよね。

でも、どうか、これだけは知ってほしいの。私はいつもそばにいるということ。あなたという息子と出会えて、どんなに誇りに思っているか、それを忘れないでいて。

いつも自分らしく生きなさい。私から永遠の愛を贈ります。

母より

温かい励ましのメッセージは少年の心を大きく動かします。この手紙によって、母に支えられ理解されていると感じたビリーは、社会や家族の偏見に立ち向かい、自分の夢を追いかける勇気を得ます。それはバレエ・ダンサーになることでした。そして、大切にしていた手紙を、よき理解者であるバレエ教師のミセス・ウィルキンソンに見せると、先生は、ビリーの才能を開花させようと救いの手を差し伸べてくれ、ビリーがまったく考えもしなかったことに挑戦するよう励ましたのでした。こうして、ロイヤル・バレエ学校のオーディションを受けたビリーは、やがて本当にダンサーとして舞台に立ったのです——。

愛情のこもった言葉が遺された子の力になれることを理解していたのは、ビリーの母親だけではありません。私の調査でも、回答者の大多数は、親の死後、何度も読み返せて、深い愛情を確かめられるようなメッセージがほしかったと言っています。けれども、私たちは伝統的にそういうことを実行するよう、すすめられてきてはいません。「もしも」のための準備といえば、通常、弁護士やファイナンシャル・アドバイザーが助言してくれる、お金などの財産分与に関する遺言状のことに限られています。

もちろん、遺言状を作成することには重要な意義があります。万一あなたの身に最悪の事態が起きたとき、遺言状を作っていないと、あなたの財産は「無遺言」と見なされ、検認裁判所に任命された遺産管理人が法律に従って分配することになるからです（英米の場合）。その手続きは、きわめて公平なルールにのっとって行われ、いずれ、あなたの財産は配偶者や子どもなど近親者の手に渡ります。

しかし、検認は時間のかかるプロセスで、何カ月も、ことによると何年も要します。その間、遺族は遺産を手にすることができないため、余計なストレスにさらされることになります。特に、家計を支える手立てがほかにない場合はなおさらです。しかも、さらにまずいのは、税金に持っていかれる割合がかなり大きくなることです。

このように、遺言状は、「もしも」のときに遺族の実生活を支えるための備えとしては重要ですが、あなたという人間の持てるものすべてをカバーするわけではありません。

遺言状では、「こころの遺産」の大きな価値は考慮されないのです。一般には、愛する人がいなくなってしまったら、あとは大切なのはお金や物ぐらいしかないだろう、と思われがちですが、お金や物の価値は、あっという間に目減《べ》りしていきます。家屋、現金、会社、車などが、最も大切な財産に見えるとしても、それらの「物」は、あなたの愛情が失われたあと、遺族にとってはそれほど大きな意味がなくなるのです。

本当にほしいもの

いろいろと調べるうちに、遺族にとって一番大切なのは、「こころの遺産」だということを知りました。ある画期的な調査によれば、大多数の人が、金銭的な価値とは関係ないメッセージには、資産の一〇倍もの意味があると見なしています。

保険会社アリアンツと調査会社エイジ・ウェーブが行ったこの世論調査では、計二六七〇名のベビーブーマー世代（一九四六～一九六四年生まれ）とその親を対象に、遺産相続に関するさまざまな質問が投げかけられました。

エイジ・ウェーブの社長ケン・ディヒトバルトは、調査結果について、こう述べています。「多くの人が、お金などの資産を残しさえすれば、家族は満足だろうと思い込んでいます。しかし、実はそうではありません。この全米調査で分かったのは、遺産とは、もっと深い意味のある、情緒的な何かが絡《から》むものだと考えている人が、圧倒的多数を占めていることです。相続といえば、おもにお金のことですが、真の遺産には、思い出、教訓、価値観など、生涯にわたって親から子へと受け継がれていくものも含まれているのです」

これは私にとって心強い調査結果でした。なぜなら、従来から相続の対象となってきた「物」よりも、「愛のメッセージ」を含めた本当の遺産こそが実は広く求められているということを、はっきりと示していたからです。私自身のリサーチは小規模なものですが、金銭的価値の絡まない遺産に重きを置く世間一般の傾向が、こうして詳細に判明したのです。

私が取材した人の多くも、故人の記憶を呼び起こしてくれるような何かがほしいと答えています。クリスマスや誕生日といった特別な日に、故人からの贈りものがあったらいいのに、と言う人たちもいました。

三〇歳のマシューという男性は、よく一緒に応援に行ったサッカーの試合で父親が身につけていたシャツがほしいと言います。楽しかったひとときを思い出すだろうし、観戦中によく父親が飛ばしていたユーモラスな野次《やじ》がよみがえってくるからだそうです。

年配のスージーという女性は、何か一つ選ぶとしたら、母親のエプロンにする、と教えてくれました。理由は、母娘で家族の食事を用意した頃の懐かしい思い出が詰まっているから。

一〇代のサラは、自分が生まれた日からお母さんがずっとつけていた日記がほしいそうです。そこには、母と自分との思い出や秘密がすべて綴られているのだと言います。

この三人が口にした希望は、何も特殊なものではありません。こうした日常の品々には、お金に換算すればたいした価値はありません。しかし、最愛の人を失ったときには、かけがえのないものに変わるのです。

さて、これで「こころの遺産」を求める傾向は普遍的なものだということは検証されましたが、実際、そうした心温まる遺産を受け継いだ人や、賢明にもそういうものを遺していった故人となると、私はほんのひと握りしか知りません。それでも、財産を遺すより、自分の価値観を伝えていこうとする風潮は強まってはいるようです。ジャーナリストのリゼット・アルバレスは、「Farewell with Love and Instructions（さよならに愛と教えを込めて）」と題した『ニューヨーク・タイムズ』のコラム（二〇〇五年）で、この傾向について書いています。

「あの世からでも親の務めを果たしたいという気持ち、そして幼い子どもを遺していかなければならない不安をやわらげようという気持ちから、病の末期にある親の中には、絆を確かめられるようなものを一生懸命に用意していく人がいる。しかも、その数はまだわずかだが、確実に増加傾向にある。

用意するのは、たとえば、カセットテープ、ビデオ、手紙、メッセージカード、プレゼントなどだ。そこには、自分の亡きあとでも我が子が親を思い出せるように、そして人生の導きとするようにとの思いが込められている。

子どもへの愛情や思い出話を伝えたくて、ある親は、幼稚園に通い出した娘に着せたドレスのこと、ヤンキー・スタジアムで試合を観戦したときの興奮、初めてのピアノ・リサイタルを前に緊張してしまった息子の様子などをカセットテープに吹き込んでいく。

自分が送ってきた人生の物語や、我が子への願い、知っておいてほしいことを手紙にしたためる親もいれば、未来の誕生日やクリスマス用の、プレゼントやカードを用意する親もいる。ある母親は、息子がいつか結婚したときのためにプレゼントを残していった。絵の裏側にメッセージを隠しておき、自分の死から一年後に子どもたちを驚かせた父親もいる。

死を前にした親たちは、それらに勇気や笑いを託し、今もそこにいるかのような存在感や、人生の指針さえも残そうとする。こうしたメッセージは、遺族に、亡き父や母の声やしぐさ、人生に対する思いを伝え、死別の痛ましい記憶をぬぐい去るのに役立っている。

この記事を読んだときは、「素晴らしい！　ちゃんと実行している人たちがいるんだわ」と、うれしくなりました。けれども、次第に疑問が浮かんできたのです。では、なぜ私の母は実行しなかったのでしょう？　あれほど行動的で、想像力にあふれ、頭が柔らかく、思いやりがあり、私たちのことを心から愛してくれていた、あの母が、なぜ？　どこからどう見ても、「愛のメッセージ」を遺してくれてもよさそうな人だったのに……。あれこれ考えた末にたどり着いた結論は、さまざまな要因が重なったからだろう、ということです。

母は「こころの遺産」のことも、それが私たちに与える価値についても知りませんでした。それらが、亡くなったあともずっと遺族の助けになるということを教えてくれる人もいなければ、本も記事もなかったのです。もちろん母のことですから、自分の人生について書き残したり、手紙で愛情を伝えたりすることも考えたに違いありません。けれども、それでは、死がすぐそこまで忍び寄っているという事実を認めることになります。だから、恐くてできなかったのでしょう。

ニューヨークのスローン・ケタリング記念ガン・センターの精神学科長を務めるウィリアム・ブライトバート博士によれば、こうした反応はよくあることだそうです。先ほどのリゼット・アルバレスのコラムには、博士の説明が引用されていました。

「(そうしたメッセージを遺していくと)子どもたちにとって、非常に大きな助けになります。しかし実行する親はきわめてまれです。誰もが考えはするでしょうが、たいていは先延ばしにしてしまいます。

なぜなら、実行に移すには、自分が死に瀕《ひん》しているという事実と向き合い、認めなければならないからです。それは、なかなかできることではありません。常に希望と絶望が心の中でせめぎ合っているのですから。

しかも、最後のメッセージともなれば、完璧《かんぺき》に伝えなければならないという気持ちが働き、それだけずっしりと重みを帯びてくるのです」

死にゆく父から息子へ

けれども、大切な人を亡くしたとき、その悲しみを完璧に言い表す言葉がないように、誰でもこれさえ実行すれば、「こころの遺産」が万全に整うという方程式はありません。とはいえ、あなたの人生の物語、価値観や思い出、伝えたい教えや励ましなど、すでに触れたような一般的なテーマは、遺されていく人たちの誰にとっても、ためにもなるでしょう。特に幼い子どもたち（そこには姪《めい》や甥《おい》、孫も含まれます）は、人生のさまざまな局面で重要な問題——たとえば、信仰、人間関係、大人になること、性、仕事、教育、愛など——に直面するたび、あなたが遺した知恵に助けられるはずです。

その知恵を伝えていく方法が見事に描かれた映画『マイ・ライフ』をご存知でしょうか？　主人公のボブ（マイケル・キートン）とゲイル（ニコール・キッドマン）は、幸せな結婚生活を送っているカップルです。まもなく初めての子が生まれようとしています。ところがそんな矢先、ボブにガンが見つかります。余命四カ月。それは、ボブが生まれてくる息子と決して会えないことを意味していました。そこで、ボブは、父親として息子に伝えるべきあらゆる教えを遺すため、みずからの人生を映画にしようと決心するのでした。

まずは先祖について語るところから始めたボブは、家族の思い出のコレクション（自分が赤ん坊だった頃の写真も含めて）や自分の小さな足形や家族写真をフィルムに収めていきます。続いて、友だちや仕事仲間へのインタビューを通じて、自分という人間を物語るエピソードを集めると、今度は、自分自身にカメラを向けて、男としての重要なたしなみを、みずから実演していきます。スパゲッティの作り方から、バスケットボールの戦い方、ひげの剃《そ》り方、部屋の入り方、好ましい握手の仕方、はてはバッテリーの上がった車の復活方法まで！

やがて、父子水入らずの雰囲気を作ろうとカメラに向き直ったボブは、「こういうことは男と男の話だ。君の母さんはあまり当てにならないだろう」と言い、セックスや音楽について息子に語りかけます。そこから話は、妻ゲイルとの出会いから恋に落ちたいきさつや、いつかゲイルが別の男性と知り合う可能性、もしかしたら再婚するかもしれないことに至《いた》ります。

息子に宛てたこのプレゼントの締めくくりは、慈愛に満ちたアドバイスでした。将来、新しい男性の出現に息子は憤慨するかもしれません。また、その人を好きになればなったで、亡くなった父親への後ろめたさを感じることもあるでしょう。このデリケートな問題について、ボブは息子にこう語りかけます。

「僕は焼きもちを焼いたりしない。君の母さんが別の男性と出会えるなら、それ以上うれしいことはないよ。僕が君の実の父親であることに変わりはないし、僕は君の中でずっと生き続けていくんだからね。心から君を愛しているよ」

こうして完成した作品は、いつか息子が大きくなり、ゲイルから渡すことのできる日まで、安全に保管されたのでした。

この映画からも分かるように、ちょっとした想像力を働かせるだけで、「こころの遺産」を形にし、そこにあなたの愛情を託すことができるのです。しかもこの映画は、遺された人々が、ゆくゆく直面しそうな問題にまで触れています。そのいい例が、自分に「代わる」新しい恋人、伴侶、あるいは親となる人が出現した場合のことです。

あなたは、「そんな事態は考えたくもない！」とおっしゃるかもしれません。でも、遺される人々にとっては重要な問題なのです。あなたの思いや見解があらかじめ分かっていれば、大切な人たちが残りの一生をその問題に悩まされ続けたりすることはないでしょう。とはいえ、遺していくメッセージの内容次第では、家族——特に年少者——がショックを受けないとも限りません。あの世からの脅迫状と受け取られないように、内容には、くれぐれもご注意を！

思いがけない効果

ご自分でも実際に「愛のメッセージ」の作成に取りかかれば、そのわけがすぐに分かると思いますが、もう何年も前から心理療法の世界では、意味のある形見を遺していくことの重要性が叫ばれてきました。「ハート・ウィル（こころの遺言づくり）」とか「尊厳療法」と呼ばれるセラピーを通じて、末期の患者が自分の思いを明らかにしたり、何か意味のある形見の品を用意したりした場合、精神的、感情的にとても安定することが判明しています。

近年、医師たちの関心や支持が高まった結果、この「尊厳療法」は、国際的な臨床試験へと発展しました。カナダのマニトバ緩和ケア研究所の所長ハーヴェイ・ショシノフ博士らによる臨床試験では、セラピストから末期患者一〇〇名に、こんな問いかけがありました。

あなたのこれまでの人生について少し聞かせてください。
記憶に一番残っていることや、一番大切な思い出はなんですか？

すると、患者たちのほとんどが強い思いを語り出します。その内容は、あとで家族や友人にきちんと伝わるように記録されていきました。このようにして患者たちは、人生の最後を飾るにふさわしい、最愛の人々へのメッセージを考えるようにうながされたのです。三六歳になる乳ガンの女性患者は、こんな感想を述べています。

「このプロジェクトに参加できて本当に幸せです。思い出をたどることができたし、グチャグチャになっていた頭を整理して、考えや気持ちをはっきりさせることができました。一番よかったのは、夫や子どもたち、両親、友人たちへの『思い』を遺していけることです」

この臨床試験の結果は、学術誌『Journal of Clinical Oncology（臨床腫瘍学ジャーナル）』に掲載されました。それを見ると、尊厳療法は患者本人と遺族の両方にとって非常に役立つことが分かります。


患者のうち、九一パーセントが「尊厳療法」に満足していると答え、八一パーセントが、自分の家族のためになった、または、ためになるだろうと答えた。

また六七パーセントが、自分の人生が意義あるものになったと答えている。


人生の最期を迎えようとしている人の苦悩や抑うつを大幅にやわらげるという、こうした「尊厳療法」の効果について、ショシノフ博士は次のように述べています。

「ここで注目すべき点は、〈尊厳療法は家族のためにもなった〉〈なるだろう〉と答えた患者さんほど、〈人生の意味や目的を確認できた〉と答える割合が多く、それだけ心の苦しみがやわらいでいるということです。つまり、死を前にした患者が、あとに遺していく人々の幸福について心を砕く、すると、そのことが本人の終末期そのものにもよい影響を及ぼすらしいのです」

とはいえ、こうしたポジティブな結果が期待できると分かっていても、やはり、自分の最期を想定して「こころの遺産」を用意するのは勇気のいることかもしれません。遺児の心のケアを行うダギー・センターの所長ドナ・シャーマン博士は、その理由をこう説明します。

「おおむね死をタブー視している私たちの社会には、『覚えておく』ことよりも、『前進すること』をよしとする文化があります。みんな、別れをよい思い出にする方法を知らないのです」

この、「別れをよい思い出に変える」という発想は、まだ、なじみが薄いかもしれません。ですから、不安やためらいを感じるとしても、おかしくはないでしょう。お別れのメッセージ作りに取りかかるには少々の勇気が必要です。それは、絵に描いたように見事な健康体を誇っている人だろうと、すでに最悪の悪夢と直面し、残り時間が限られている人だろうと、変わりはありません。

映画『リトル・ダンサー』の主人公ビリーの母親も、あの真摯《しんし》な手紙を書き上げるには、相当の涙を流したことでしょう。でも、それはビリーの母親に限ったことではありません。誰でも、「こころの遺産」を形にするには、勇気と決断力、そしてちょっとした想像力を必要とするのです。

けれども、忘れないでください。そうやって用意した愛の贈りものは、きっと、あなた自身にも、ご家族やそのまた家族や子孫にも、計り知れない恩恵をもたらします。あなたが遺したメッセージは、家族が困ったときの助けとなり、あなたという人間を思い出し、どれほどの愛情を注いでくれたかを懐かしむ、大事なきっかけとなるでしょう。

いざ、勇気を出してメッセージ作りに取りかかったとしても、途中で挫折しそうになるかもしれません。それでも、大切な人たちのために、どうか放り出さないでください。いつ「それ」が来るかは誰にも分かりません。だから、今この時を逃さず、別れ際に渡す贈りものの準備を始めていただきたいのです。ちなみにパブロ・ピカソもこんなふうに言っています。

「明日に先延ばししてもいいのは、あなたがやり残したまま死んでいきたいと思っていることだけだ」

第三章　悲しみにさようなら

悲しむ人は幸いである。その人は慰められるであろう。
――『マタイによる福音書』（第五章　四節）

あなたは疑問に思っているかもしれません。遺族のために「こころの遺産」を用意しておくことにそれほど意味があるなら、なぜ今まで耳にしなかったのだろう、もっと実践している人がいてもいいはずなのに……。

家族に財産以外の何かを遺していく人が少ないという事実の背景には、さまざまな理由があります。そのおおもとをたどれば、過去一〇〇年くらいのあいだに起きた、死や死別に対する人々の態度の（文化、医療、歴史の面での）変化にたどり着くでしょう。そうした変化やさまざまな要因があいまって、「死」を別の言葉で遠まわしに表現し、喪失の悲しみと正面から向き合わない風潮が生まれたのです。

実は、財産以外の何かを遺していくという風習がすたれたのは、それほど大昔のことではありません。ちょっと前までは、あの世の存在は広く信じられており、生者と死者をつなぐ絆を遺していくことは、よしとされていました。遺産の一部として、さまざまな記念の品（伝統的または宗教的な意味を持つとされる物）を遺していくことは、きわめて自然で当たり前のことだったのです。

ヴィクトリア朝時代には、ロケットペンダントに毛髪を納《おさ》め、宝飾品の一部として身につけられるように遺族に託していきました。南米には、遺骨を髪に飾る習慣すらありました！

無理して前へ進まない

そうした風習は、二〇世紀の初め頃から変わり始めます。科学と医療の進歩により、あの世を含めたさまざまな事柄に対する考えが変容していきました。何事も合理主義でとらえることが時流になったのです。医学の分野でテクノロジーとスキル（技術）が向上するにつれ、科学的な証明が重視されるようになり、それと同時に、寿命の延長への期待も高まりました。つまり、死――それまでは自然かつ必然であったプロセス――が、突如として、近代医学の失敗を意味するようになったのです。

死者とのつながりを大切にしていた人々の行動や信念は変容し、死は恐ろしいもの、かかわりたくないものに変わりました。こうした風潮は一般人に限ったことではありません。心理学に携《たずさ》わる人々のあいだにも、亡くなった人との絆を持ち続けることは、遺された人のためにならないという考え方が広まりました。

いつまでも故人の思い出に浸《ひた》っていたのでは、「あの世」などという妄想を助長し、悲しみから立ち直るためのさまたげになるだけだ――セラピストたちは、そう主張し始めました。

こうして、「覚えておくこと」よりも「前進すること」に重きが置かれるようになり、心理学者も精神科医もカウンセラーも、口を揃えて「さあ、死んだ人のことは早く忘れて、前へ進みましょう！」と、はやしたのです。

身近な存在を亡くした人は、たいてい、この「前へ進め！」という号令をかけられました。最愛の人に先立たれ、悲しみに沈んでいると、誰かが入れ替わり立ち替わりやってきては、「さあ、もう泣くのはやめなさい。みんながしらけるじゃないの」とか、「心配いらないよ。すぐに乗り越えられるから」と声をかけてみたり、しばらくすると、また別の誰かが、似たような行進曲でせかしたりしました。「もう一年にもなるんだよ。さあ、忘れた忘れた」とか、「今夜はパッと出かけよう。そろそろ前へ進まなくちゃ」とか。あるいは、もっと無神経なことを言う人すら、いたかもしれません。「永遠にその人のことを思ってないといけないわけじゃないでしょ？　二度と戻ってこない人なんだから」などなど。

なんともショッキングな言葉ですが、残念ながら、めずらしいことではありません。では、自分の身に置き換えて考えてみてください。あなたは、今まで二〇年、三〇年、いや六〇年ものあいだ、幸せの大部分を占めていた人に先立たれたとしましょう。その人とは、ともに人生を学び、笑い、親しみ、ケンカし、場合によっては、ほかの誰も知らない秘密を共有してきたかもしれません。そういう人を失ったというのに、今、挙げたような励ましの言葉をかけられたとしたらどうでしょう？　通勤電車に間に合わないのではあるまいし、「ぐずぐずしないで」とか「走れ」とか「さあ、行った行った」などと言われても、なんだか少しも慰められないのではありませんか？

ところが残念ながら、一般社会はもとより心理学界までもが、すっかりこの発想に支配されていました。特別な存在だった人との絆など、きれいさっぱり忘れてしまおう、と。

そういう考えに、私は違和感を覚えます。一般に、遺族とは、最愛の人のことならどんなに細かなことでも覚えていたい、最後の記憶の断片まで手放したくないと思うものです。

なぜ遺族が、現代特有の、この「前へ進め！」的発想では救われないかというと、死別の悲しみには、中央駅九時五分発の電車とは違って、時刻表などないからです。

もちろん、素早く前進することばかりが優先される私たちの社会では、こうした号令がかけられるのも、とりたてて驚くことではないのかもしれません。今の世の中では、思い返したり懐かしんだりという、ゆったりと時間のかかる営みは時代遅れに映ることでしょう。けれども、私に言わせれば、「前進あるのみ」的アプローチは、遺族を混乱させ、不健全であるばかりか、その人たちの本当のニーズに逆らうことにもなりかねません。たいていの人が、よかれと思ってかける「前へ進め！」の号令は、むしろ遺族の心に深く痛々しい傷を残していくのです。多くの遺族の方にカウンセリングを行ってきたので、私にはそのことがよく分かります。多くの人たちが、「前進せよ！」と発破《はっぱ》をかけられ、自分の考えや気持ちにフタをしてきた結果、余計につらい思いをしています。

そういう人は特有の症状を示しているので、いとも簡単に見分けがつきます。ピリピリしていて、絶対に故人のことを話題にしようとしません。話したりすれば、今まで抑えてきたものが一気に爆発し、とんでもない失態を演じてしまうのではないか、それが恐くて感情をうまく表に出すことができずにいます。

気持ちを無理やり押し込めてきたために、神経が張り詰めてぐったりしていることがほとんどです。そうなると、疲労困憊《こんぱい》し、生きているのもやっと、という状態に追い込まれていきます。気持ちを抑えつけるうちに発生した心の毒素は、遺族の心身両面に途方もない害を及ぼすのです。

　そこで、私が「忘れずにいるのは、いいことなんですよ」と少しばかり後押ししてあげると、ついには涙があふれてきます。そうやって、長いあいだため込んでいた苦悩が洗い流されていく様子を、私は何度も目にしてきました。たいていの人は、亡くなった親やきょうだいのことを偲《しの》んでもいいのだと、そのときになるまで知りませんでした。

　私がそういう人を見分けるのが得意な理由は、もう一つあります。自分も長年、同じつらさを味わったからです。カウンセラーや友人や家族から、どんなに熱心に「亡くなった人のことは忘れて、前を向いて歩き出しなさい」と言われても、遺族というのは、内心では、自分の喪失感を分かってくれる誰かに思い出を語りたがっているものです。

　私の場合、母の死からほんの数カ月で、この「前進せよ！」の洗礼を受けました。亡くなった直後（まだ事実を受け入れられない頃）は、親族や友人と一緒に、母との素晴らしく、笑いに満ちた、忘れがたいエピソードを振り返ったものです。その頃は弔問客があとを絶《た》たず、お悔やみのカードや電話もひっきりなしでした。大学に復帰してからも、最初のうちは友人たちがすごく気を遣《つか》ってくれました。ところが、数週間たった頃から何かが変わり始めます。いろいろな人が電話をかけてきて、「さあ、もう落ち込んでないで、遊びに行ったら？」とか、「そろそろ勉強に専念しなさい。将来がかかっているんだからね」とか言うのです。

みんな「にわか心理学者」のようにアドバイスしてくれるのですが、こちらは喪失の悲しみと少しも折り合いなどつけられません。それどころか、母を失った現実とその意味がずっしりと響き始めた頃でした。混乱の中でもがき苦しんでいた様子は、当時の日記にも現れています。

昨日の夜は泣きながら眠ってしまったみたい。目が覚めたら最悪の気分だった。泣き疲れて、もうヘトヘト。一二時間も寝たのにまだ疲れてる。なんでこんなにつらいのだろう。これほどのつらさは、ほかにないと思う。この先、また普通に幸せを感じられるようになるのだろうか……。

その後も、私自身のニーズと周囲からのアドバイスとのズレは、大きくなる一方でした。こちらが自分の気持ちを話そうとすると、とたんに相手は無口になり、テレビをつけたり、話題を変えたりするのです。電話をかけてこなくなった人や、さらに恐ろしいことに、街で出会っても気づかないフリをしたりする人もいました。ひどいときには、道路を横切って反対側へ逃げてしまう人も！　それだけではありません。ある親友の家へ行くと、以前は誇らしげに飾られていた私の母の写真が、跡かたもなく消えていました。

何もかもがあまりにも奇妙でした。なぜ誰もが、まるで私の母など存在しなかったかのように振る舞うのでしょうか。まだ若かった私は、混乱し動揺するばかりで、それでも周囲の態度に合わせるしかないと思っていました。実のところ、誰もが恐れ、戸惑い、ほかにどんな言葉をかければいいか分からずにいたのですが、そんなことを当時の私は知る由《よし》もありません。「振り返らず、前に進もう！」病に誰もがやられていたとは、つゆ知らず、私は言われるがまま、行進の列に合流したフリをしていました。

「立ち直り」という仮面

こうして万事順調かのように振る舞い始めた私でしたが、内心はゲンナリしていました。偉大な母の素晴らしい思い出やエピソードをどっさり抱《かか》えているのに、口に出せないのです。やがて私は、内へ内へとこもっていきました。すると、言うまでもなく、周囲から隔絶され、孤独で無視されているという気持ちは、いっそう強まります。苦しみを打ち明けられる相手もいないし、どこに救いを求めればいいかも分かりません。誰にも見られない日記だけが、唯一のよりどころでした。そこだけが安心して苦しさをぶちまけることのできる世界だったのです。

今日は、みんなの視線が嫌で教室の後ろのほうに座っていた。大学に戻ってからというもの、みんなの態度が変わった。私がそばを通ると、変な目で見てくるし、ひそひそ声になる。

授業中、また急に心が痛くなってきた。いつものように涙があふれてきて、胸が詰まりそうになった。大声を出したかったけど、まさか、みんなの前で取り乱すわけにもいかない。必死に涙をこらえながら、床を見つめて過ごした。

講義の内容は、ちっとも覚えていない。でも、授業が終わるまで持ちこたえられて本当によかった。

ジョン・W・ジェイムズとラッセル・フリードマンは、優れた共著『悲しみに「さよなら」を言う方法』（飛鳥新社）の中で、この種の演技を「アカデミー賞ものの立ち直り」と表現しています。つまり、「前へ進め！」と号令をかけられたために、本心とは裏腹に大丈夫そうな演技をしている、遺族の典型的な姿を表しています。

死別体験について尋ねられると、遺族は、たいてい「大丈夫ですよ」とか「心配いりません。むしろ、遺された父のことのほうが心配です」などと答えて、さも自分は立ち直ったかのような印象を与えようとします。心情を吐き出して相手に負担をかけるのは嫌だし、批判や決めつけも聞きたくありません。必死で抑えつけている感情が暴れ始めたら大変なのです。

けれども、残念ながら、こうしたハリウッド俳優なみの演技は、苦悩や疎外感を強めるだけです。理屈をつけたり、感情をシャットアウトしたりするのは危険だというのに、周囲の期待に応《こた》えようと名演技を続けていれば、心、体、精神に、大きなダメージを与えてしまいます。そして、やがては、「心にぽっかり穴が開いた」状態に陥《おちい》り、一般に「悲嘆の危険地帯」と言われている状態に突入しても、おかしくありません。

もちろん、自分の死後、家族がそんな状態に追いやられるのを望む人はいないでしょう。だから、遺族のために、悲しみからの健《すこ》やかな回復手段を用意していけるよう、その方法を今から知っておくことが重要なのです。

遺族が、「前へ進め！」という掛け声に応じるのではなく、あなたとの絆を保ちながら生きていけるように、そして、感情を素直に表すことで危険地帯に入り込まずに済むように、あなたにできることがあるのです。

あなたが遺していく「こころの遺産」は、悲しみと付き合うための道具《ツール》となり、思い出をたどり、明るい気分を取り戻す助けとなって、癒しをうながすことができるでしょう。絆を失くさずにいられれば、遺族は自然に、その人なりのペースで悲しみを乗り越え、死別体験をゆっくりと消化吸収していけるのです。

私の場合、自然に受け入れられるまでに、長い時間がかかってしまいました。一つには、医師からなんのアドバイスもなかったために、喪失の悲しみと向き合う用意ができていなかったこと。そしてもう一つは、助けを求めてもいいなどとは思っていなかったことです。

だから、黙々と行進を続けていました。迫真の演技の数々で、周囲には、いかにも大丈夫そうな印象を与えていたでしょう。でも実際には、仕事に没頭することで、あらゆる悲しみの感情を押し殺し、万事順調なフリをしていただけでした。

感情をバラバラに分解して、体や頭の奥深く、あちこちのくぼみに押し込んでおきました。空いているのは心だけ。そこには、母の愛を失ったために大きな穴がぽっかりと開いていました。

そうやって私は、過去二一年と一一カ月のあいだ自分の世界の中心を占めていた女性への思いを、封印してしまったのです。なんという居心地《いごこち》の悪さでしょう。いえ、不自然さと言ったほうがいいかもしれません。しかも、今になって気づいたのは、これらはまったくの無駄な努力だったということです。

あの頃の私は、ストレスがたまり、イライラし、疲れ果てていました。そんな中で、心の穴を埋めて苦しみを紛《まぎ》らわすために見つけた方法が、ドラッグ（麻薬）を常用し、必要ない物を買いあさり、本当は友だちとも思えない人たちと付き合うことでした。

それで外見上はうまくいったようでした。誰もが、「よかった、すっかり元気になったみたい」とか、「もう立ち直ったなんて、前向きですごい！」とか、ほめてくれましたから。しばらくは自分でも本当にその気になっていました。ただし、夜になり、仮面がはがれ落ちると、ボーイフレンドの胸に顔をうずめて泣いたものです。

そんな私も今では、死別の悲しみがどういうものかについて、多少詳しくなりました。だから、さきほどのような方法では、喪失体験を人生の一部として受け入れたり、悲しみから立ち直ったりすることはできないのを知っています。

要するに、「振り向かず、前進あるのみ！」式のアプローチでは、まったく救いにならないのです。むしろ、現実から目をそらし、否定することを奨励しているようなものです。しかもそれらは、自滅的な振る舞いを助長します。もし専門家がその状態を見たら、そうした兆候は、大きく「危険！」と書かれた警告以外の何ものでもないでしょう。

私は、その状態で二年近く頑張っていました。でも、ごまかしはいつか必ず泡のように、はじけ飛ぶ日が来ます。ついに私は崩壊したのです。

ひどく心配した親族がグリーフ・カウンセラーに予約を入れてくれると、疲れ果てていた私は、即座に受け入れました。ところが、毎週一時間ずつの面談で母について尋ねられたことといえば、いつ、どんなふうに亡くなったかということだけです。

それどころか、思い出を何から何までぬぐい去りなさい、壁の写真をはがし、手紙を破り、持ち物を片づけて、未来のことに集中しなさい、と言われたのです。

そして話題は、「これから、どうやって新しい人間関係を築き、自分の人生とキャリアを作り上げていくか」ということ。

しかも、面談といっても、完全な一方通行でした。与えられたテーマについて私がひたすらしゃべり、カウンセラーがひたすら聞くというスタイル。もし何も言うことがなければ、二人してお互いをぼんやり見つめたまま、沈黙に身をまかせるしかありません。

すると私の頭の中は疑問だらけになります。わざわざバイトを早めに切り上げて遠くまで足を運んだのは、こんなふうに黙って座っているためだったの？　これで、順調に回復しているようだとか（いないようだとか）なぜ分かるのかしら？　お尻はしびれてくるし、かえって落ち込みがひどくなるだけじゃないの！

悲嘆と死別を巡る誤解

こうして私は、またしても「前進せよ！」の号令に、せき立てられるようになったのです。でも、本当に求めていたのは、母の懐かしい思い出を誰かと分かち合うこと、母の愛を実感できないもどかしさや死別後のつらさを聞いてもらうことでした。それから六カ月後、なんの進歩も見られないと分かると、私はこの「沈黙カウンセリング」をすっぽかし、抗うつ剤を飲むようになりました。

言うまでもなく、それまでやっていたドラッグに抗うつ剤が加わったのですから、いいわけがありません！　ところが、しばらくは効いたようでした。もちろん、そんなのは、あくまでも一時しのぎです。大学最後の年をなんとか切り抜け、意気揚々と卒業を果たしたものの、正直言って、それは単に、ドラッグの助けと、没頭できるバイトがあったからにすぎません。

こうして、大学という慣れ親しんだ場所と親友たちに別れを告げ、優しかったボーイフレンドの腕を離れる日がきました。それは、母を亡くして以来、最も大きな転機であり、新たなワクワクする人生のスタートになるはずでした。ところが、私は恐くて仕方がないのです。

新たな人生の局面にアドバイスをくれる母は、もういません。母親ならではの知恵や励ましの言葉、我が子への揺るぎない確信、私に独り立ちする自信を授けてくれたはずの、さまざまな支えが欠けていました。

彼女からの、人生の「ハウツー」を教えてくれるような教訓があったら、どんなによかったでしょう。いや、できるなら、おなじみの励ましの言葉をちりばめた手紙がほしかったのです。「心配しないで、大丈夫よ。あなたならできる。私はいつも信じているわ。そのことを忘れないで」と。

そのとき、私は、母の死後おそらく初めてはっきりと意識しました。これから私がどんな苦楽を経験しようと、そこに母がかかわることはありません。少女から女性へと成長し、いつか妻になり、母親になっていく私を目にすることもありません。もう、娘である私を支え、導き、行く道を照らしてはくれないのです。そう思うと、私は一人ぼっちですっかり道に迷い、「ぽっかりと開いた穴」の奥へと、はまり込んだ心境でした。

いったいどうしたらいいのでしょう？　感情にフタをし、悲しみを引きずったまま、どうして前へなど進めるでしょうか？　就職はできても、相変わらず生活はメチャクチャでした。母の愛に代わる何かがほしくて、次々に男性の気を引いては、その穴埋め役をさせていました。抗うつ剤はやめましたが、お酒とドラッグはやめられません。

仕事に打ち込んだのも逃避のためでした。最初のうちこそ、がむしゃらな働きぶりでずいぶんほめられましたが、やがて無理がたたり始めます。毎朝、ベッドを這《は》い出すのもやっとで、おのずと遅刻が増えていきました。問題などないように振る舞いながら、その実、何をしても現実感が伴わず、かろうじて一日一日を生き抜いている状態……。結局、平気なフリをして見せる演技力があだとなって、みずから穴に落ちたきり抜け出せずにいたのでした。

その頃になると、私の行動が「前進」などではなく「堂々めぐり」にすぎないことは、誰の目にも明らかでした。こうなったらもう、自分でなんとかする以外に道はありません。そう悟ってからは、ドラッグを卒業し、新たに勉強を開始しました。悲嘆と死別に関する本を手当たり次第に読みあさり、いろいろな人の話に耳を傾けたのです。

ところが、どれもこれも「前へ進む」ことをすすめる内容ばかりです。その方法では少しも立ち直れないことなど、私はとうに学習済みでした。そこで、じっくりと考えるうちに気づいたのです。そもそも、ひとからげに表現されることの多い「悲嘆と死別」という言い回し自体おかしくはないだろうか、と。本来、別々の体験なのに、あたかも一つのものであるかのように表現しているのです。

悲嘆には死別が絡むとは限りませんが、死別には必ず悲嘆が伴います。悲嘆は、境遇の変化や何かの喪失に対する、一過性の感情的な反応であるのに対し、死別という経験は永遠に消えることがない事実だからです。悲しみは、状況が変化するたび日常的に経験するものです。けれども、悲しみの度合いや、それが頭や体や心の健康にもたらす影響は、まちまちです。どの程度の変化だったのか、そして、その人が以前の状況や人間関係にどれほど愛着を感じていたのかによって、悲しみの度合いは変わってくるのです。

たとえば、財布を盗まれれば、当然ながら喪失感を覚えるでしょう。でも、それは数時間か数日のことかもしれません。ところが、引っ越したり、火事、洪水、離婚などで家を失ったりすれば、悲しみは長引きます。新しい場所や生活に慣れ、安心感を取り戻すには、時間がかかるでしょう。そのあいだには、説明しようのない、ありとあらゆる感情、たとえば怒り、寂しさ、虚しさ、抑うつなども味わうかもしれません。

ただし、変化する以前のことを懐かしく思う気持ちは残るとしても、失くしたものを埋め合わせる別の何かを得ることは可能です。新しい環境に慣れ、新たな経験や思い出を刻むにつれ昔を懐かしむ感情は薄れていきます。死別体験の場合もそうだったら、どんなにいいでしょう。

死別は一時的な体験ではありません。生きて、笑って、愛した存在を失うという経験は、永遠に消えることがないのです。亡くなった人やペットの代わりは、どこにもいません。

特に「それ（死）」が唐突に訪れたり、お別れを言うチャンスがなかったりすれば、遺された者にとって、現実を受け入れることは、なおさら難しくなるでしょう。

最初のうちは、ジェットコースターに乗っているように、感情のめまぐるしい変化を経験するのが普通です。「普段どおり」の落ち着きを取り戻したと思ったら、たちまち「打ちのめされた」気分に逆戻りします。そうやって、ときには数時間のうちに気分がクルクル入れ替わることもありうるのです。何から何までが一変してしまい、当たり前に送ってきた生活がメチャクチャになっても、おかしくありません。

死別によって味わう悲しみの程度は、人それぞれです。亡くなった原因やそのときの様子、遺族になった時点での健康状態や年齢、故人との関係によって、違いはあるかもしれません。

とはいえ、死そのものにまつわる経験であるだけに、圧倒的な悲しみが去ったあとも、大切な何かを失ったという感覚は多かれ少なかれ影を落とすものです。
最愛の人の死を何年もかかって乗り越えていく人もいれば、人生がすっかり変わってしまったきり、二度と立ち直れない人もいます。遺族になったという事実は、いつまでも消えません。その人のアイデンティティの一部となり、どこへ行ってもそれと分かってしまう、ありがたくないレッテルを貼られたようなものなのです。

悲嘆と死別への理解が広まるきっかけとなったのは、スイス生まれの精神科医エリザベス・キューブラー・ロス博士による研究です。一九六〇年代、博士はシカゴ大学ビリングス病院で末期患者にインタビューを行いました。

余命いくばくもないことを知らされた患者たちの感情的な反応に注目し、そこに共通点があることを見つけた博士は、悲しみには「否認」「怒り」「取引」「抑うつ」「受容」の五段階があると唱《とな》えました。

まだ悲嘆や死別についてほとんど研究がなされていなかった時代に、この発表は、「死の五段階」説として知られるようになり、患者の悲嘆を理解し、悲しみのプロセスの「完結」を助ける方法として、心理学者、カウンセラー、医師、看護師、介護者、聖職者に、たちまち受け入れられていきました。しかし、その後ようやく一九八〇年代になって、さらに徹底的な調査研究が行われた結果、遺族側の悲しみには、この「五段階説」がまったく当てはまらないことが分かったのです。

忘れずにいることの大切さ

キューブラー・ロス博士の画期的な研究により、手つかずにされてきた問題に本格的に光が当てられたことは確かです。けれども、末期患者から導き出された五段階モデルを遺族にも当てはめようとしたことで、とてつもない混乱が生じました。そしておそらくは、その混乱の中から、むしろ有害ですらある「前へ進め！」式アプローチの種がまかれたのでしょう。

幸いなことに一九九〇年代には、死別体験に関する新たなコンセプトが登場し、それまで金科玉条とされてきた「前進」説に異が唱えられ始めました。二二名の専門家による大々的な調査研究の結果、それまで定説だった「前へ進め！」のモデルは、遺族が故人とのあいだに長年はぐくんできた絆を断ち切ってしまうばかりでなく、心の健康や人生そのものを脅《おびや》かす、ということが判明したのです。

宗教学者デニス・クラスの著書『Continuing Bonds: New Understanding of Grief（絆を保つ――悲嘆への新たな理解）』（未訳）で発表された調査結果を見ると、遺族は、たとえ周囲や専門家から正反対のことをアドバイスされようと、亡くなった人との絆を保ち、いつまでも忘れないでいる様子が分かります。

忘れずにいることによって、遺族は（それまで定説とされてきた）否認やある種の病的な状態に陥るどころか、むしろ大いに慰められ、悲しみに対して健全で自然な決着をつけていくことができるのです。

このコンセプトが発表されて以来、遺族ケアや心理学の世界では、もっと包括的に死別を理解することの必要性が認識され始めました。著名な家族療法家であり、アメリカを代表する悲嘆サポート団体コンパッショネイト・フレンズのグロリア・ホースリー博士は、「絆を保つ」ことの大切さを熱心に訴えている一人です。そのきっかけとなったのは、息子スコットを一七歳の若さで交通事故に奪われた、博士自身の経験でした。

博士は、コロンビア大学ソーシャルワーク学部の非常勤教授として悲嘆と喪失の講義を受け持っている娘のハイディ・ホースリー博士とともに、ラジオ番組「Healing the Grieving Heart of America（アメリカの傷ついた心を癒す）」の共同司会を務めています。

彼ら二人も、周りからさんざん思い出を「手放す」ように言われましたが、スコットとの絆をいつまでも守っていきたいのだと言います。

「いろいろな人が、よかれという気持ちから、言葉をかけてきました。『前だけを見て生きられるようになるよ』とか『きっと乗り越えられるだろう』とか『整理がつくさ』とか。

でも、その考えは私たちにはしっくりきませんでした。スコットのことを『乗り越え』たくなどなかったのです。まるで自分の人生からスコットを消し去ってしまうみたいで嫌でした。私にとってはたった一人の息子、娘にとってはたった一人の弟です。絆を断つなんて、私たちにはできません。

あの子を否定すれば、自分自身の大切な一部を否定することになります。確かに、時とともに心の痛みはずいぶんやわらぎましたが、スコットとの絆は、今もまったく損なわれてなどいません」

うれしいことに最近では、悲嘆と死別に関する教育やカウンセリングの仕方が、大きく変わりつつあります。「絆を断つことより保つことが認められ、むしろ奨励されるようになっています」とホースリー博士は言います。とはいえ、的確なアドバイスを受けられる人は、まだ多くはありません。大半の人は、自分でそのことに気づくしかないのが現状です。

私自身、一〇年ものつらい歳月を経てようやく、自分の直観が告げていたことこそが母を失った悲しみから健全に立ち直るための正しい方法だったのだ、と気づきました。母の死から一〇年目にして、「もうたくさんだ。これからは直観を信じて新たな人生のページをめくろう」と決心したのです。そして、それまでのように忘れたフリをするのではなく、まずは、母との思い出を友人や家族と語り合うことから始めました。

最初は苦戦しました。一〇年ものあいだやってきたことを何から何までくつがえそうというのですから、無理もありません。でも、苦労した甲斐《かい》あって、今、母は私の人生の中で、しっかりと存在感を放っています。ベッドサイドには堂々と母の写真を置いていますし、喜んで母の思い出話ができるようにもなりました。

でも、これらは一夜のうちに変わったわけではありません。長いあいだ、固く封印していた思い出をひもといていくには、時間がかかり、痛みも伴いました。それでも、「すべて忘れて前へ進め！」と号令をかけられるつらさに比べれば、よっぽどましでした。

さて、ご自分が遺していく愛のメッセージが家族にとってどれほど重要なものか、そして、それがあれば「前進せよ！」式の号令に惑わされずに済むことが、だいぶお分かりいただけたと思います。

消えることのない絆――人生の歩み、価値観や道徳観、愛情――を遺していけば、ご家族とのつながりと思い出を保ち、遺族の悲しみを癒す大きな支えになるのです。

第四章　「死」とはどんなもの？

仮面を取り去ると、死は優しい顔をしている。恐いのは、遠目に見たときだけだ。

——オリヴァー・ゴールドスミス（英国の劇作家）

今、まさかの事態が起こったと想像してみてください。

あなたは天国の門の前にたたずんでいます。でも、なかなか門をくぐる気になれません。下界に目をやると、最愛の人たちがあなたの亡骸《なきがら》のそばに座ったきり、ショックに打ちのめされ、呆然自失の状態でいるからです。

以前この本を読み終えたとき、あなたはこんなふうに考えていました。

「なるほど、素晴らしい。私も家族のために何か特別なものを遺していこう。ずっと役に立つような何かを。大切なことだから、さっそく週末に取りかかろう」

でも、残念ながら、取りかかる前にこんなことになってしまいました。

嘆き悲しんでいる家族を見ても、何一つしてやれません。

こんなはずじゃなかった、なぜすぐに実行しなかったのか、あなたはそう思うでしょう。

ほんの五分だけでも家族の身になって考えていればよかった。

「こころの遺産」を遺すために、わずかばかりの時間をなぜ割《さ》けなかったのか……。

そう、大げさなことをする必要などなかったのです。何か一つ、あなたの愛が伝わるものがあるだけで、ずいぶん事情は違っていたでしょう。

それも今では、かなわぬ願いとなってしまいました――。


こうした想像がまったくピンとこないという方は……、まあ、仕方ありません。けれども、なんだか胸騒ぎがする、いや、それどころか、すっかり不安になったという方は、きっと伝えていきたい愛情をたくさん持っている方なのでしょう。でも、何かがあなたをためらわせているのではありませんか? おそらく、誰もがかかる「〈死のタブー視〉症候群」という病に、あなたもかかっているからです。その病が大きな足かせとなって、「愛のメッセージ」作りに取りかかれずにいるのです。

では、その病気の正体を探《さぐ》ってみてはどうでしょうか。正体が分かれば治療法が分かり、ご家族のために遺すメッセージ作りに、軽やかな気持ちで取りかかれるはずです。

あなたが恐れる「死に神」の正体

人間を「不滅の魂」と見なす西欧社会では、私たちは死から完全に解放されているはずなのですが、「それ」などと遠まわしに呼ぶほど（訳注：英語では"death"の代わりに"it"や"D-word"と表現したりする）、内心では、死に強くとらわれています。私たちは死を否定し、死に抵抗する社会に生きています。食事の席で「それ」を話題にしようものなら、すかさず相手は、もっと食欲をそそる話題へと、すり替えるでしょう。

医療や介護の現場に携わる人たちは別として、この社会で「それ」は、数少ないタブーの一つなのです。一般に「それ」は、重苦しく憂うつで、縁起が悪くて暗いものと見なされています。その一方で、私たちは内心「それ」に魅《ひ》かれてもいます。思い起こしてください。自動車事故の現場に押しかける野次馬や、殺人事件、銃撃戦、テロ、誘拐、自然災害などのニュース映像に見入る人たち。それに毎年、ドロドロしたホラー映画が山ほど作られ、何百万もの人々が、罪のない大勢の人間が殺される場面の虜《とりこ》になっています。

けれども、そんな映画を楽しんでいられるのは、距離を置いて眺めているからにすぎません。

「それ」はあの人たちに起きているのであって、自分には関係ないことだと思っているからでしょう。居間のソファの上、あるいは映画館の座席で見ているからこそ、安心していられるのです。

でも、もし自分の身に「それ」が起きたらどうでしょうか？

「まさか」のときがきたら、どうなるのか――なんて、たいていの人間は考えたがりません。

そうやって、嫌なものから目をそらしたままでいる私たちの行動の裏には、どうやら、さまざまな要因が働いているようです。

数十億ドル規模の美容産業から繰り出される「若さこそ素晴らしい！」というメッセージのおかげで、私たちは年を取ることを忌《い》み嫌うようになりました。その結果、出費と痛みをこらえてでも、体にメスを入れたり、たるみを引っ張ったり、皮膚をはがしたり、注射を打ったりと、飽《あ》くなき美の追求に我が身を捧げています。

老化防止のアンチエイジング・クリームが一個数百ドルしようとなんのその。それどころか、ありとあらゆるクリームやローションから、何種類ものビタミン剤に、怪しげなダイエット薬まで、元気と若さに効果ありと謳《うた》われている物は、なんでも試そうとします（私に言わせれば、そうした夢のような製品を使えば使うほど、むしろ目を輝かせるのは、その製品を作っている会社の株主でしょう！）。

けれども、私たちが死のことを遠まわしに「それ」などとしか言えなくなったのは、化粧品会社のせいばかりではありません。美容業界にも引けを取らない、すぐれたカバー技術を誇るもう一つの業界も、死をタブー視する風潮を助長しています。閉じた扉の向う側で、彼ら「アーティスト」たちは、洗浄、消毒、修復、化粧などの技術で、加齢や死の痕跡をことごとく消し去る作業に励んでいます（訳注：欧米では土葬が一般的なため、遺体からの感染の予防を兼ねた「エンバーミング」という化学的・外科的な保全処理が行われることが多い）。

そうやって死の痕跡がすべて隠されてようやく、遺族はこぎれいに整った遺体との対面を果たします。一見、名案にも思えますが、現実に細工《さいく》を加えるという、こうしたやり方は、弔問客が来る前にあわてて床のほこりを掃き集めてカーペットの下に隠すような、一時しのぎにすぎません。そんな手には騙《だま》されない人も、細工を喜ばない人もいるのです。

科学の世界も、死のタブー化に貢献してきました。極低温保存と呼ばれる技術の発明によって、遺体をゆっくりと凍らせ、いわば、死を一時停止の状態にできるようになったのです。つまり、分厚い小切手帳を持っている人なら、この方法で、死に神と出会うはずの日取りを先送りできるわけです（この保存方法には大金が必要です）。

一九七六年の第一号以来、これまでに一〇〇〇体ほどが冷凍されてきました。いつか「冬眠」から起こされた（蘇生された）ときには、寿命を延ばせるように医学が進歩しているのではないか、と期待して。

ただし、こうした眠れる美男美女を氷の国から確実によみがえらせる「スイッチ」は、まだ見つかっていません。仮に方法が見つかったとしても、映画『スリーパー』でウディ・アレンが演じた主人公と同じ目に遭うかもしれません。冷凍睡眠から二〇〇年後に目覚めたとたん、二四〇〇カ月分の家賃を請求されるなんて！

要するに、私たちはすぐそこまで迫っているものに、おびえているのです。それは誰にとっても避けられない旅なのに、その行き先には、なじみがありません。列車に乗り込んだが最後、未知の目的地へ向かって走り出します。

陽気な理論家たちは、あちらに着くと神の怒りが待っているとか、空っぽの穴が開いていて、そこに吸い込まれていくだけだ、などと主張します。そうかと思えば、この世での所業を罰せられ、炎熱地獄に放り込まれて、未来永劫終わることのない苦しみを味わうと信じている人もいます。

もちろん、こうしたイメージは、この世を旅立つ恐怖をやわらげるのには、まったく役立ちません。結局、あれこれ思い悩んでも仕方がないようです。私たちの最終的な安住の地がどんなところなのかは、宗教も科学も立証しきれていないのですから。

死にまつわる、こうした尽きることのない疑問に答えを示してくれるものがあるとすれば、それは、古来の真理とも現代のミステリーとも呼ばれる「臨死体験」かもしれません。

臨死体験とは、医師から臨終を告げられた人が、しばらくしたあと、しかもたいていは奇跡的に、息を吹き返したという神秘体験を指します。一九七〇年代の半ば、世界的に有名なレイモンド・ムーディ博士が、著書『かいまみた死後の世界』（評論社）で体験者への徹底的な調査結果を発表して以来、広く知られるようになりました。

もっとも、この題材に取り組んだのは博士が最初ではありません。紀元前三六〇年に哲学者プラトンは、著書『国家』の中で、兵士エルの神話を取り上げています。エルは戦死したのちによみがえり、あの世での体験を語ったとされています。似たような話はギリシャ、エジプト、ローマのさまざまな文献にも見つかります。ただし、国際的に臨死体験への関心が高まり、多くの人に認識されるようになったのは、世界じゅうで一三〇〇万部も売れたムーディ博士の著書のおかげでしょう。

一九九一年、ギャラップ社が全米で世論調査を行ったところ、死後の世界を体験したというアメリカ人の数は、八〇年代の終わりに八〇〇万人だったのが、九〇年代初頭には一三〇〇万人に増加していました。これを受けて、ムーディ博士らを含む研究者たちが、このテーマをさらに掘り下げるために国際臨死体験研究会（ＩＡＮＤＳ）を発足しました。そして何千例もの体験談を集めるうちに、いくつかの共通点が浮かび上がってきたのです。

「体験者たちは、肉体から抜け出した感じがして、ベッドの周りを自由に漂《ただよ》えるようになった。心臓も呼吸も停止しているのだが、その位置から、集まった肉親の様子が見え、医師たちが自分に蘇生処置を施《ほどこ》しているのも、はっきり分かる。さらには、居合わせた人たちの心の動きが読みとれるようになった体験者もいる。あとで確かめたところ、驚くことに、すべて当たっていたという」

この調査結果で最も興味深かったのは、「あの世をかいま見た」という体験者たちの話です。白ひげの老人と遭遇するのではなく、大多数の人は「それまで体験したことのないほど、大きくて圧倒的な愛にすっぽりと包まれている感覚」がしたというのです。また、「そんなに静かで穏《おだ》やかな感じを味わったのは初めて」であり、「死後の世界は恐ろしくもなんともないことが分かってホッとした」という人もたくさんいます。

八〇年代に、アメリカの小児科医で神経科学者でもあるメルヴィン・モース博士は、臨死体験の「誤り」を証明しようと何百人もの子どもを対象に調査に乗り出しました。ところが、興味深いことに、子どもたちからも同じような話が返ってきたのです。その一人で、八歳のクリスという男の子は、腎不全で心停止となり蘇生措置を受けているときのことを、モース博士にこう語っています。

「あのね、先生、いいことを教えてあげようか。そのとき僕はね、天国への階段を昇っていたんだよ」

博士が調べた子どもたちは、口ぐちに同じような体験を話しました。つまり、「死は穏やかで楽しいこと。恐れる必要など一つもない、歓迎すべき出来事」なのだというのです。臨死体験研究の第一人者となったモース博士は、『臨死体験　光の世界へ』（ＴＢＳブリタニカ）をはじめ、多くの本を書いています。

前出の国際臨死体験研究会の設立者たちは、「これらは、その大多数を一般的な常識人が占める、立場も境遇も異なる多種多様な人々による経験であり、したがって、妄想癖のある人間による捏造《ねつぞう》である可能性は排除される」と述べ、この大々的な調査で決定的な証拠が集まったと結論づけています。これには現場の医師たちも学者たちも驚かされました。以後、『Lancet（ランセット）』などの権威ある医学誌に、臨死体験の存在を論じる論文が次々と掲載されるようになりました。

「臨死体験などくだらない！」と片づける主張を、あなたも耳にしたことがあるかもしれません。それとも、あなたは肯定派でしょうか？　ここでは、ひとまず懐疑論は脇へ置き、ちょっと考えてみてください。つまり、私たちの中にある死後の世界にまつわるイメージ、その多くから恐れが生まれ、死をタブー視したがる気持ちへとつながっているということです。

そうやって死をタブー視したままでは、家族へ遺していく愛のメッセージ作りに取りかかるのは難しいでしょう。

ところが、臨死体験者たちの話からは、もっとずっと魅力的な死後の世界が見えてきます。恐ろしげな死出の旅に出発した列車は、実は、安全地帯に向かっているらしいのです。安らぎに満ちた場所、先に着いた最愛の人たちと喜びの再会を果たすことができ、地上の苦しみからあっという間に解放される場所。それが本当だとしたら、もっと気楽に旅立ちのしたくにも取りかかれるし、死をタブー視するのもやめられるのではないでしょうか。

臨死体験について、もっと知りたいという方は、文献や関連の組織がたくさんありますので、当たってみてはいかがでしょうか。この本の巻末でも、おすすめの本をリストアップしているので、ご覧ください。私のウェブサイト www.realizethegift.com でも詳しい情報が得られます（英語のみ）。

受け入れることで人生が変わる

死をタブー視するのをやめ、避けようのないこととして受け入れたとたん、人生は一変します。自分を苦しめているあらゆる束縛から解放されるのです。死を恐れているうちは、満たされず、これといった目的もなく、なんとなく生きている、そんな無気力な状態から抜け出せません。どんなに嫌なこと――満足のいかない仕事、失望するばかりの状況、愛情の感じられない人間関係――でも、明日はきっと夢がかなうはず、と自分に言い聞かせながら、今日の行動を変えようとしない、そんな生き方に甘んじてはいないでしょうか？

ところが、明日はないものだと思えば、今日を精一杯、生きられるようになります。自分の内なる要求や願望を満たす方法をなんとしてでも探《さが》そうとするはずです。そして、人生は変えられるはず、夢を追いかけて生きよう、という信念を持てるようになるでしょう。

死をタブー視しているあいだは、ついつい休憩を取ってばかりで、この、人生と呼ばれるものになかなか全力投球しようとしません。もっと自分らしく生きることにエネルギーを注ぐべきなのに、時間も思考力も、言いわけを見つけることに向けられています。せっかくの優秀な頭脳を、本当の望みや夢を抑えつけるための弁解で無駄づかいしています。「あとでやろう」とか「いつか時間／お金／ゆとりができたらやろう」とか「子どもが巣立ってからにしよう」とか、やらない理由を際限なく見つけることにかけては、私たちは天才かもしれません。

自分の願望の正当性を疑い、「やったからって、どうなる？」とか「みんなにどう思われるだろう？」などと自問してみたり、「他人よりも素晴らしい仕事／家／休暇／人間関係がなんだっていうんだ」とか、「こんなのは理想とは違うが、今はとりあえず我慢しておこう」などと、夢の追求に難癖をつけてみたり……。それはもう次から次へと、こういうゲームをするのが、頭は好きなのです。

悲鳴を上げている心に対して、頭は根拠のない理屈でたたみかけてきます。やれ能力が足りない、知性が足りない、魅力、強さ、知識、勇気が足りないと言っては、しょせん、心の奥底の願望を満たすような人生や人間関係や経験は手に入らないのだと、すり込んでくるのです。

頭の言うことをすっかり信じ込まされた私たちは、自分らしく生きるために必要な変化を、ためらうようになります。新たな夢が現れるたびに、作り笑顔で「いや、今のままでも、まったく問題ない」などと答えては、うわべを取り繕《つくろ》っている。そうこうするあいだにも、時は刻一刻と過ぎ去っていきます。それでは知らぬ間に時間をドブに流しているようなものです。

否認という名の傘の下に身を隠せば、とりあえずは濡れずにいられます。雨をよけられて、ああ、よかったと思うでしょう。けれども、そのありがたい傘をバランスよく頭上にかざしていようとすると、案外、扱いにくくて不便な代物だということに気づくのです。

かたむかないように——誰かの目をつつかないように——するためには力が必要だし、あなたという唯一無二の存在が放っているはずの光も、さえぎられて先がよく見えません。

振り返れば、チャンスという名の道路には、つかみ損ねたものが手つかずのままころがっています。雨の中に踏み出していればよかったのに、なんともったいないことを。もっと思いきり雨を楽しんでおけば……そう思っても、あとの祭りです。

その一方で幸運な人たちもいます。思いがけず人生の荒波や竜巻や台風に巻き込まれ、握っていた傘をもぎ取られたおかげで、無防備な姿を雨の中にさらすことになった人たちです。最初のうちは、服の中まで雨がしみてきたら嫌なので、首をすくめ、悪態をついていたかもしれません。軒下をつたたって走ったり、カバンを頭上にかざしたりして、なんとか濡れまいとしたでしょう。けれどもあるときを境に態度が一変します。

あたりを見渡せば、傘の下で縮こまっている人たちの顔に、苛《いら》立ちや失望の色が浮かんでいます。その表情を見ているうちに、濡れたくない、リスクは避けたいというこだわりが原因で、にっちもさっちもいかなくなっていた自分に気づくのです。これではいけない、そう思った瞬間、思いきって雨の中に飛び出していました。頬に当たる雨粒を楽しみ、それがやがて耳へと伝っていっても平気で笑い飛ばせるようになったのです。

最後にあなたが思いきって雨の中に飛び出したのは、いつでしょうか？　おそらく、子どもの頃ではありませんか？　雨粒が大きなしずくとなり、鼻先から落ちていくのを眺めていたり、舌を出してそれを受けとめようとしたり、なんと楽しかったことでしょう！　傘にしがみついている通行人たちが怪訝《けげん》そうな顔をしても、かまうもんですか。だって、これはゲームなのです。どれくらい濡れることができるかというゲーム。水たまりの中をバシャバシャ突き進むと、自由で、楽しくて、なんでもかかってこいの気分になります。それこそが、生きているということです。人間だれしも、今という瞬間を大切に生き抜くしかないのです。

でも、明日は必ず巡ってくると思っている人には、なかなかできることではありません。明日があるという思い込みは、平均寿命が延びるにつれ、ますます強くなりました。健全な生活習慣や医学の進歩のおかげで、オーブリー・ド・グレイ博士のように、こんなことを予言する遺伝学者さえいます。

「二五年後、人間が永遠に生きられるようになる見込みは五〇パーセントです」

こうした予測を聞かされれば、そうか、あと三〇年か五〇年は「それ（死）」について悩まなくてもいいのか、うまくいけば、科学のおかげで一生、悩まずに済むかもしれない、と考えても不思議ではありません。ですが、世界保健機関（ＷＨＯ）のデータによれば、二〇〇七年だけでも、世界じゅうで五六〇〇万人以上が亡くなっています。なんとカリフォルニアの人口とほぼ同じ！　つまり、あなたや私のような親や子どもや恋人が毎日、毎年、数え切れないほど、この世から旅立っているのです（科学がこれだけ進歩し、さまざまなハイテク機器や老化防止クリームがあるにもかかわらず！）。

受け入れる覚悟があろうとなかろうと、誰もが「それ」からは逃れられません。それでも、まだあなたは、「今からわざわざ備えてどうする？　人間の死因の大半はガンか心臓病なんだし、自分がかかるのは、もっとずっと年を取ってからだろう」と思っていますか？　確かに、先進国ではそうした非感染性の疾患が死因のトップを占めています。ですが、あいにく、どの病気も、年齢や境遇を選びません。あらゆる人がかかりうるし、現にかかってもいます。しかも、人の命を奪うのは、それだけではありません。

よく「明日バスにひかれたっておかしくない」などと言いますが、残念ながらそのとおりです。「それ」がいつやってくるかなんて、誰にも分からないのです。パジャマに着替えてちゃんとベッドで寝ているから大丈夫だと思ったら、大間違い。ネイションマスターというデータベースによれば、毎年一六一六人がベッドから落っこちて亡くなっています。

それに今度、一杯飲みに出かけるときは気をつけてください。急性アルコール中毒で亡くなる人は、さらに多くて年間四一一五人にのぼります。

一滴も飲まない人だって安心はできません。いつもティッシュの箱を手放せない、そこのあなた！　ごく普通の風邪――医学用語では急性上咽頭炎――で、年間七二七名が、この世からぬぐい去られていっているのです！

すべてはあなた次第

ここまで読んでもまだ、自分は不死身だと思っている方は、自宅や職場で、あるいは車、電車、飛行機、バイク、船の移動中に、事故に遭う可能性を考えてみてください。もしあなたが、ハイリスクな職業に携わる人――たとえば軍人、救急隊員、警察官、海外援助隊員、報道関係者、極端に危険なスポーツの選手（ストレスの多いビジネスマンも含まれます！）だったり、プロの探検家、船員、パイロット、宇宙飛行士、またはダイバーだったりすれば、突然命を落とす確率はさらにぐんと上がるでしょう。

けれども、あなたの職業がなんであろうと、「まさか」の事態は必ず訪れます。それを否定するのはナンセンス、いや、むしろ身勝手と思われるかもしれません。事実なのに一向に取り合おうとせず、準備を怠っていると、大切な人々のためにメッセージを遺すチャンスを逃してしまいます。

余命が二カ月だろうと二〇年だろうと、チャンスをつかむも逃すも、あなた次第。このまま顔をそむけて生きてゆきますか？　それとも、自分自身と愛する人々のために行動を起こしますか？　今すぐに取りかかれば、大丈夫、まだ間に合います！

ではこのへんで、必死で握りしめているその「傘」を放り出して、事実と向き合ってみましょう。すると、この苦い薬を甘くする方法があると知って驚くかもしれません。まさかと思うでしょうが、どんなことにも、よい面はあるものです。思いがけず命の限界にさらされて、そのことに気づいた人が大勢います。

自転車競走ツール・ド・フランスのチャンピオン、ランス・アームストロングは、ガンによって心身ともに痛めつけられたのに、その経験を「人生で最高の贈りものだ」と言っています。命を脅かされたことで、視野が広がり、本当に大切なことだけに専念するようになれたからです。この病がきっかけで、人の役に立ちたいという思いが芽生《めば》え、やがてはランス・アームストロング財団を設立するに至りました。

ガンと闘う人々に助言、教育、支援などを提供するこの財団は、現在、同種の団体の中でも最大の影響力を誇っています。ガンと診断されて以降も、ランスはツール・ド・フランスに七回も優勝したほか、さまざまな偉業をなしとげ、物心両面で、自分でも想像がつかなかったほどの大きな成功を収めています。

こうした気づきを得たのは、ランス一人だけではありません。「チャンスは一度きり」という深い真理と向き合わざるを得なくなった人は、数え切れないほどいます。災害、病気、突然の大きな不運を経験すると、死を恐がっていても仕方がない、思いきり生きようという気持ちに火がつくのです。

今日は生きていても、明日はどうか分からないという事実と向き合ううちに、それまで夢を追うことをためらわせていた、社会や親や宗教、または自分自身による決めつけを跳ねのける勇気が湧いてきます。そうした気づきは、人を別人に変えます。行動意欲を持ち、情熱と目的意識に突き動かされ、もっと満足のいく道を歩みたくなるのです。

もう正当化や言いわけはしません。「だって……」とも言いません。その人たちは、どんなリスクを伴おうと、一番自然で、一番報《むく》われる道を選びました。つまりそれは、愛を与えること、愛そのものになること、自分の愛するものに専念することにほかなりません。もちろん、そのチャンスがあるうちに、です。

「生きている」という奇跡

ランス以外にも多くの人々が、一見不可能とも思える大きな課題に挑戦し、やりとげてきました。その一方で、もっとシンプルに、全身全霊で生きること、愛することに向き合わざるを得なくなった人たちもいます。妻と三人の子どもたちを連れて世界を飛び回っていた英国の写真家ダンカン・リッジリーは、スリランカのアルガン・ベイに滞在中、大災害に巻き込まれました。ゴオーッという水の音に目を覚ました次の瞬間、一家全員が高波にさらわれ濁流に押し流されていました。二〇〇四年の、インド洋津波です。

一二歳の娘は立木や自動車や建物に叩きつけられながらも、流されてきた冷蔵庫にしがみつき、必死で持ちこたえました。足を見ると、がれきから飛び出たクギで腱が裂かれ、ぱっくりと大きな傷口が開いていています。彼女は一人ぼっちで呆然としたまま、いったい両親も自分もどうなってしまうのかと恐怖におののいていたそうです。けれども、奇跡的に、一家は一人も欠けることなく助かり、再会を果たしました。

当時のことは今でもフラッシュバックとなってよみがえり、災害を生き延びた人に特有の罪悪感にもさいなまれるそうですが、ダンカンは、この恐怖の体験にもよい面があったと言います。

「一瞬一瞬を大切に生きることの大切さを、これほど強烈に痛感させられた経験はないよ。なにしろ、目の前で我が子が命を失いかけていたんだからね。多くの人は、来るかどうか分からない未来のために働いているけど、僕らは今を生きている。そういうことさ」

まさに目の覚めるようなこの経験によって、リッジリー一家は死を避けられないこととして受け入れ、生きているあいだは人生を思いっきり楽しもうと決心したのです。これからも家族一緒の時間を大切にするため、旅を続けることを決意したダンカンは、毎日オフィスで九時から五時までを捧げる生活には戻らず、旅行ビジネスのウェブサイトを立ち上げました。彼は新たなチャンスを与えられたことに感謝しています。

「毎朝、目が覚めるたびに思うんだ。『ああ、こんなことが二度とできなくなっていたかもしれないんだな』ってね。生きているって本当に素晴らしいよ」

このように突然、命の瀬戸際に立たされることがなければ、リッジリー一家は、以前の生活に戻り、私たち同様、死の影におびえながら、うわべだけは取り繕うという生き方を続けていたかもしれません。私たちは、この、安全なようで実は恐ろしく不満だらけな生き方に、いつまで縛られているつもりなのでしょうか？

話題を呼んだ『出現する未来』（講談社）の共著者でもあるジョゼフ・ジャウォースキーは、私たちをためらわせているのは、人生への恐怖なのだと考えています。

「人は死を恐れているのではない。きちんと生きられずに終わったらどうしようと恐れているのだ。自分が生まれた目的を深く考えもせず、その目的に向かって歩み出しもせず、この世を変えるための努力もしないまま終わってしまったら……それを恐れているのだ」

また、アメリカの神話学者ジョゼフ・キャンベルは、著書『神話の力』（早川書房）の中で、こう述べています。

「人々はよく、われわれは生きることの意味を探っていると言いますが、人間がほんとうに探究しているのは、たぶん生命の意味ではありません。人間がほんとうに求めているのは、〈いま生きているという経験〉だと思います。純粋に物理的な次元における生命体験が、自己の最も内面的な存在ないし実体に共鳴をもたらすことによって、生きている無上の喜びを実感する。それを求めているのです」

私の知る限り、そうした欲求を一番うまく表現していたのは、雑誌『ライフ』のインタビューで俳優のマイケル・ランドン（訳注：日本では、テレビドラマ『大草原の小さな家』のお父さん役で有名）が語った言葉だと思います。当時、ランドンは膵臓《すいぞう》ガンと闘っていました。「生まれたときに教えてほしいもんだよね。人は誰でも死に向かっているんだ、ってこと。そうすれば、目いっぱい生きようとするだろう！　毎日、毎時間、毎分を大切にするはずさ。『さあ、生きろ！　なんでもやりたいことをやるんだ！　ぐずぐずしてないで、今すぐに取りかかれ！』ってね。未来は限られているんだから」

善は急げ、あなたもさっそく詳細なガイドブックをひっさげて、家族をあちこちへ連れ回したくなったかもしれません。でも、ちょっと待って。そんなことをしなくても、死の恐怖から解放されて思いきり生きるのは簡単です。

まずは「自分はこれでいいのか？」と問いかけてみること、そして、その質問を生活のあらゆる側面――人間関係、仕事、ライフスタイル――で繰り返すことです。もし答えが「ノー」なら、なんとかしなければなりません。先送りせず、さっさと取りかかりましょう。生き方を変えるのです。今すぐに。

分かりやすいように、こんなふうに想像してみてください。仮に、あと三カ月とか半年しか生きられないとしましょう。そうすればあなたも、自分の心の声に耳を傾けるのではありませ

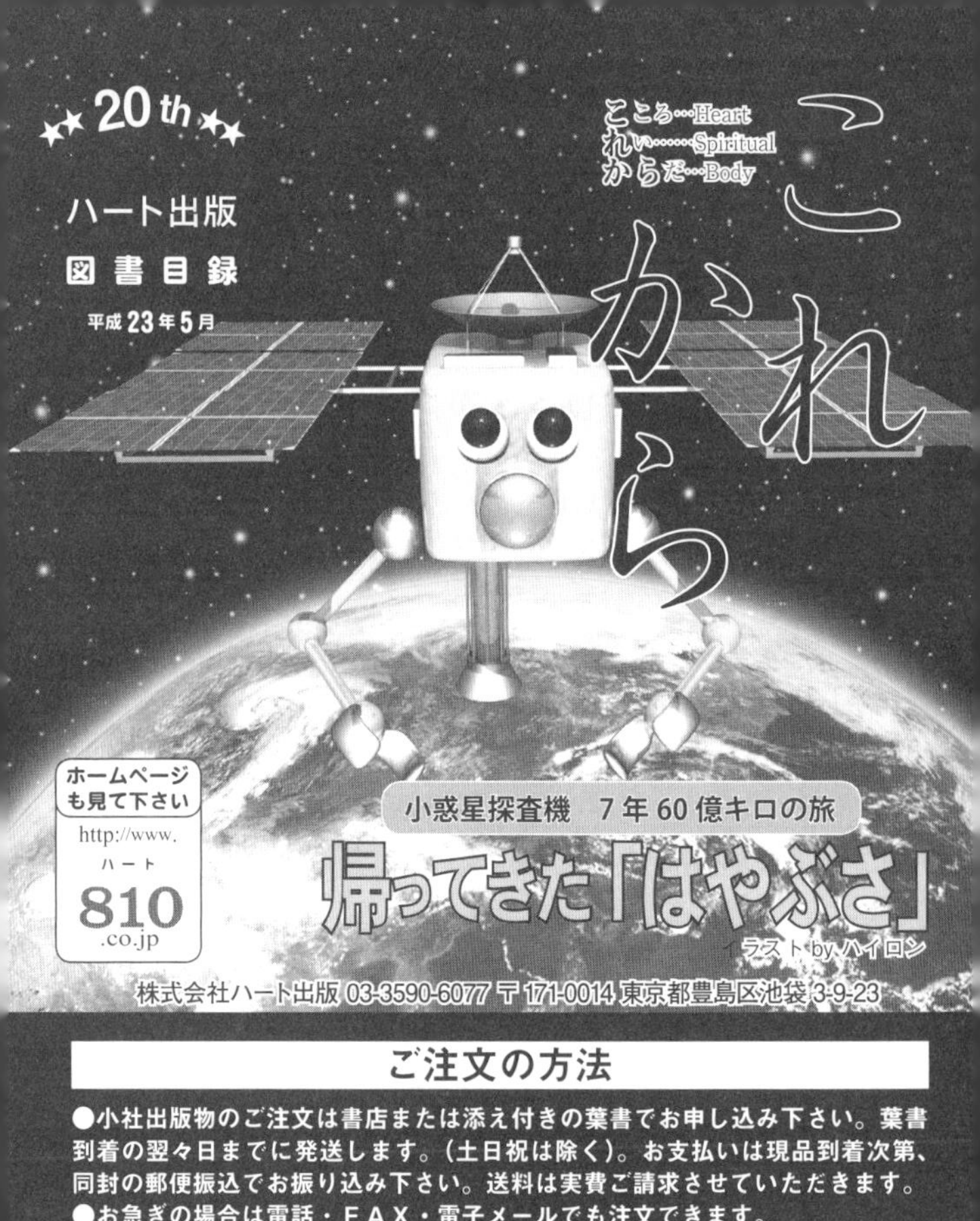

ご注文の方法

●小社出版物のご注文は書店または添え付きの葉書でお申し込み下さい。葉書到着の翌々日までに発送します。（土日祝は除く）。お支払いは現品到着次第、同封の郵便振込でお振り込み下さい。送料は実費ご請求させていただきます。
●お急ぎの場合は電話・ＦＡＸ・電子メールでも注文できます。

電話 04−2947−1155　FAX 04−2947−1076

●目録の価格表示は定価です。定価は消費税（5%）を含みます。
●定価等は今後諸般の事情により変わることがあります。予めご了承下さい。
●商品によっては、在庫に僅少につき、売り切れる場合がございます。

シルバーバーチの新たなる啓示
スピリチュアルな言葉が教える“生きる”ことの意味。
T・オーツセン編　1365円

シルバーバーチ最後の啓示
第一期霊言集に収められなかった未発表の霊言。
T・オーツセン編　1365円

[CDブック] シルバーバーチは語る
A5上　CD53分　2520円

CD付スピリチュアル・イングリッシュ
シルバーバーチで英語の力をつける。
坂本英知著 近藤千雄監修 A5並 1995円

近藤千雄のスピリチュアリズム

[新装版] 迷える霊との対話
スピリチュアリズムによる病気治療とヒーリングの効果を科学的に実証した記録。
C・A・ウイックランド 2940円

タイタニック 沈没から始まった永遠の旅
“タイタニック号”とともに沈んだ評論家、ウィリアム・ステッドから送られてきた死後の体験記。
E・ステッド編　四六上 1680円

ペットが死ぬとき
愛するペットの死を目の前に、どう向き合えばよいのか。
S・バーバネル 1680円

スピリチュアル評伝シリーズ（四六上製）

イエス・キリスト失われた物語
（★）若き革命家イエスの、痛快な冒険活劇がここにある！
F・V・ロイター著　近藤千雄訳

ジャンヌ・ダルク失われた真実
“シャーロック・ホームズ”のコナン・ドイル絶賛。
L・ドゥニ著　浅岡夢二訳

葉祥明のスピリチュアルシリーズ

スピリチュアル・ストーリーズ
やさしい心、思いやりの心をはぐくむ親と子のためのスピリチュアルな童話。
オリーブ・バートン著　近藤千雄訳　葉祥明画
A5判変形 1470円

ホワイトウルフの教え
高次元存在のホワイトウルフ・スピリッツから、現代に生きる私たちにもたらされた言葉。
ホワイトウルフ著　葉祥明編　1050円

長江寺住職 萩原玄明の本

[新装版] 精神病は病気ではない
精神科医が見放した患者が完治した驚異の記録
精神科医が見放した患者を独特の〈霊視〉と〈供養〉で次々と完治させた記録。
四六上　2100円

[新装版] 精神病が消えていく
続・「精神病は病気ではない」
精神病が治ることへの第一歩は、忘れて暮らしてきた大きな一つのことに気がつくこと。　1365円

死者からの教え
死者の霊魂とどうつきあうか。
四六上　2039円

あなたは死を自覚できない
精神病は死者からのメッセージ。
四六上　1529円

これが霊視、予知、メッセージだ
著者が視た死者たちからの映像通信。
四六上　2100円

心を盗まれた子供たち
最近多発する青少年たちの異常な犯罪も、子供たちの心の異変とは無縁ではない…。

◎）はその他の推奨図書を表します。

文　芸

表記なしは　四六並製
各 1365 円

ドキュメンタリー

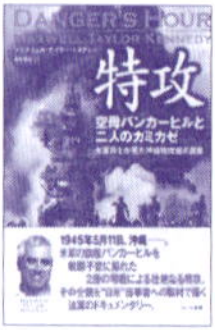

特攻　空母バンカーヒルと二人のカミカゼ

米軍兵士が見た沖縄特攻戦の真実

1945 年 5 月 11 日、沖縄。米軍の旗艦バンカーヒルを戦闘不能に陥れた 2 機の零戦による壮絶なる特攻。その全貌を“日米”当事者への取材で描く迫真のドキュメンタリー。

著者は本書で、日本の若き特攻隊員の人生を追うと共に、空母バンカーヒルの乗員たちの知られざる英雄的な行為——水兵とパイロットが力を合わせ、命がけで救助を行い、最終的に艦を守り抜くまでの一部始終——を見事に描き出した。何年にも及ぶ綿密な調査研究と、日米両国の生存者へのインタビューによって、極限の戦いの中でそれぞれの国のために尽くした男たちの真実の姿が今、明らかになる。

マクスウェル・テイラー・ケネディ著　中村有以訳　四六上製　672 頁　3990 円

硫黄島　日本人捕虜の見たアメリカ

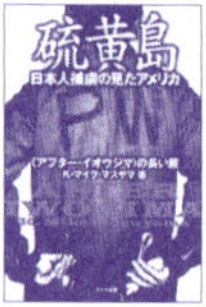

日本とは何か、アメリカとは何か。そして、あの戦争とは何だったのか—。

玉砕の島・硫黄島で、ひとりの日本人兵士が捕虜となった。アメリカ各地の収容所を転々とするなか、39 歳の彼は何をみたのか。

亡き父が残した詳細な手記や、ひそかに持ち帰った新聞記事、家族だけに語った貴重なエピソードをもとに、知られざる「硫黄島のあと」が､いま明かされる—。

K· マイク・マスヤマ　四六上製 1680 円

君はぼくの声になる

「Dear. こげんた」その後の歩み。一匹の子猫の事件が教えてくれた命の重さと大切さ。　mimi

Dear，こげんた

あの子猫の事件を覚えていますか？インターネットで公開された虐殺事件。子猫虐待ネット掲示板事件を契機に、社会を動かした人々の感動の記録。　mimi

わたしは心を伝える犬

アメリカ生まれの聴導犬。　ゆんみ

リタイア　盲導犬の老いを見つめて

郡司ななえ　1260 円

猫おばさんのねがい

おばさんと野良猫たちの千夜一夜物語。

中川智保子

婚勝アドバイス

離婚相談 3800 件に見る「ダメ男」47 タイプ

Re 婚カウンセラー　鈴木あけみ　1260 円

九星開運暦　暦と占いが合体した人生の指針

毎日の運勢がわかる。

日本占術協会編　1000 円

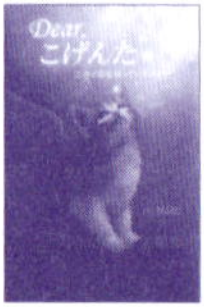

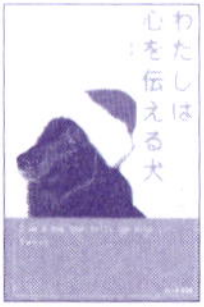

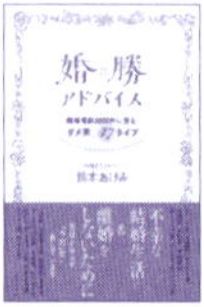

◎）はその他の推奨図書を表します。

んか？　すると、しまい込んでいた夢や願いが、ふつふつと湧き上がってくるはずです。最初は何も聞こえてこなかったり、感じられなかったりするかもしれません。でもあきらめないで。今まで長いあいだ、心のメッセージを無視してきたとしたら、聞こえてくるまでに時間がかかっても仕方がありません。心が共鳴するようなアイデアが浮かぶまで粘りましょう。ともかく落ち着いて耳を澄《す》ますことです。

静かな場所へ行くのもよし。もし、となりで誰かが「人生なんて、思いどおりになりっこない！」と雑音を奏《かな》でているのなら、さっさと逃げ出すのもよし。それはあくまでもその人の考えであって、あなたが同調する必要などありません。

思考パターンを変えて、自分にはできる、思いどおりになる、と考えられるようになるには、それなりに時間がかかります。ただし、死が目前に迫っていることをお忘れなく。それを忘れずにいるだけで、がぜん、やる気になるはずです。

心の声に耳を傾けられるようになれば、行動する勇気も湧いてきます。そうして、頭の中にはびこっていた恐怖が情熱の力でひっくり返されると、心の声に従って生きることがこんなにも簡単だったのかと気づくはずです。

ワクワクするような充実した生き方を決心すること、本当に大切な人は誰か、本当に大切なものは何かを常に意識すること――これを実践していけば、憂うつな雲など吹き飛ばして、自由に生きていいんだと思えるようになります。そのとき初めて、神話学者キャンベルが言うように「無上の喜びを追い求めること」が可能になるのです。

自分にとって一番の幸せを追い続けていれば、いつか天国の門の前で後悔とともに人生を振り返るなんてことにはなりません。むしろ、思いきり生き抜いたという充実感に満たされるはずです。満足げな笑みを浮かべ、背筋をのばし、堂々と門をくぐっていけるでしょう。

第二部

準備する

第五章　天国からのアドバイス

忠告は雪のごとし。静かであるほど、永く、深く、心に降り積もる。
――サミュエル・テイラー・コールリッジ（英国の詩人）

ヘレン・ハーコムは、七歳の娘フィオンの健やかで幸せな成長を第一に願う、ごく普通の母親でした。ところが二八歳のとき、末期の乳ガンと宣告されます。母親の病気を知ったフィオンに「ママがいなくなったら、私、どうなっちゃうの？」と訊かれ、ヘレンはこう答えました。「心配しないで。ママは天国からずっとフィオンを見守っているから」

死後も自分の子育て方針が守られるようにとの願いから、ヘレンは、ひそかに夫宛ての「子育てマニュアル」を書き始めます。たとえばこんなふうに

「フィオンの髪の毛にシラミがついていないかどうか、定期的にチェックすること。少なくと

も二日に一回は、お風呂に入れてシャンプーすること。私の娘がプンプン臭うなんてのはゴメンよ！」

それから、クリスマスのとき靴下に詰めておくプレゼントは、「チョコレート、髪飾り、メイク用品、おもしろグッズなどがいいかも」とアイデアを記したり、家事について「シーツは二週間に一回は交換すること、ただし、汚れたときはもっと頻繁に」などとアドバイスしたり、さらには、こんな優しい警告もありました。

「フィオンの名づけ親や私の友だち、それから特に、私のママやパパとも、ときどき連絡を取りあってね。じゃないと、あの世から化けて出るわよ！」

親心を託した「子育てマニュアル」

ヘレンが作った「子育てマニュアル」は世界じゅうで話題になり、心理学者や遺族サポート団体からは、親心を誰かに託していくというこの方法が、本人のセラピーとしても有効であると絶賛されました。英国のガン患者支援団体マリー・キュリー・キャンサー・ケアの家族支援リーダーであるジル・テンプルマンは、ヘレンの遺したメッセージは、遺族にも素晴らしい効果を与えると言います。

「ご主人のアンソニーと娘のフィオンにとって、愛情がいっぱい詰まった、かけがえのない贈りものです。ヘレンとの絆をいつまでも感じられますからね。言うまでもなく、ヘレン自身の心の健康にも大いに役立ったでしょう」

アンソニーは、母親の代理を務めなければならなくなった今、この「子育てマニュアル」がどれほどありがたいか分からないと言います。そして、妻を亡くした悲しみと付き合っていくうえでも、大いに助けられているそうです。

ヘレンは、ただ黙って運命に身をゆだね、夫に娘の子育てをまかせきりで旅立つ必要はないことに気づいたのです。そこで、このマニュアルを作り、あの世からでもフィオンの子育てに参加できるようにしたわけです。

それまでフィオンをおもに世話してきたのはヘレンでしたから、学校のことや女の子に必要な細やかな気づかいについては、夫が頼りにならないのは分かっていました。三ページからなるこのマニュアルは、ヘレンの死後まもなく、彼女の両親から夫のアンソニーに手渡されました。『タイムズ』紙の記事の中で、アンソニーはこう語っています。

「娘のことになると、いつも『ヘレンなら、どうしていただろう?』って考えるんですよ。妻が遺してくれたアドバイスがなければ、こうして無事にやってこられなかったでしょう」

毎年、年齢はまちまちですが、大勢の子どもたちが、一方または両方の親を悲劇的な原因で亡くしています。世界保健機関の報告によれば、年間の死亡者数は五六〇〇万人にのぼり、それぞれが少なくとも肉親四人に大きな衝撃を与えているそうです。つまり、毎年、二億人以上の遺児・遺族たちが、死別に伴うさまざまな困難の中で途方に暮れているということです。

遺された人々は――大人も子どもも――なんらかの「導き《ガイダンス》」を必要としています。ヘレンが作った「子育てマニュアル」のように、遺族が環境の変化に慣れていくうえで支えになるもの、日常生活で直面する問題へのアドバイスはもちろん、悲しみと向き合い、そこから立ち直る際の継続的な助けが必要なのです。

ヘレン・ハーコムの「子育てマニュアル」より

- 料理には必ず野菜や豆を添えること。フルーツも必ず食べさせるように。缶詰、パスタ、トーストだけで済ませないで。
- 毎年、新学期には制服（カーディガン、ズボン、スカート、ドレス、半袖シャツ）を買い替えて（ただし、前の年のがまだきれいだったら、そのままでもＯＫ）。汚くなっていたら、さっさと捨てる。うちの子に、みっともないかっこうはさせないで！
- 学校以外ではトレンディな服を着せること。ブーツカットのジーンズとか流行の靴とか。オシャレなお店に買いに行って！
●髪の毛はときどきカットすること。学校へいくときは後ろで結ぶ。分け目はきっちり。デコボコができないように、必要ならクシでなでつけて。
●保護者会には毎回、出席すること。宿題を見てやること。いじめなどの学校の問題に目を光らせること。毎晩、スクールバッグを開けて、綴り方の練習帳と学校からのお知らせをチェックすること。
●近いうちにバスルームに鍵をつけて。じきに、そういう年頃になるから。
●私の写真をはがさずに、フィオンのために取っておくこと。母の日、私の誕生日、フィオンの誕生日、家族の記念日には、写真の前にお花を飾って。もちろん、それ以外の日も飾ってくれたらうれしいわ！

遺族が、あなたという大切な存在を亡くしたあとの生活に慣れるまでには、時間がかかります。その人たちにとって、あなたは親であり、パートナーであり、長年のつれあいであり、恋人であったかもしれません。今まで料理を作り、プレゼントを用意し、請求書の支払いを済ませ、休暇の予定を立て、家族の集まりを計画し、そうやって家庭を切り盛りしてきた中心人物なのです。

生前は、あなたのありがたみが分からなかった人々も、亡くして初めて、本当にかけがえのない存在だったことに気づくでしょう。たとえば、洗濯機が壊れたときにはどこに電話をかければいいかとか、クッキーを買うときはどのブランドがいいかとか、なにげない日常でさえ、あなたがこなしてきてくれたことの奇跡を実感するに違いありません。

ここで思い出してみてください。あなたが一～二週間、家を離れただけで、夫やパートナーが、困って電話をしてきたことはなかったでしょうか？「あれが見つからないんだけど……」「こういうときは、どうすればいいんだっけ……」「いったいどうやって……」とかなんとか。いえ、もっとせっぱつまった内容だったかもしれません。「あの子はアレルギーだっけ？」「どの薬を飲ませればいい？」「ガスの元栓が見つからないんだけど」とか。

さて、こうしたSOSが何千倍も深刻なものになったと想像してみてください。あなたが亡くなったあとも、どれほどあなたの助けが必要か、お分かりでしょう。

みんながあなたを頼りにしてる

あなたの死後、壊れたものの修理やその手配、家計のやりくりや支払いのことは、誰が面倒みるのでしょうか？　あなたの子どもの好みは誰が覚えておくのでしょう？　親戚や友だちとの付き合いはどうなりますか？　困ったとき誰に家族の世話を手伝ってもらいますか？　そういうことすべてをこなしてきたあなたの知恵までが一緒に消えてしまったら、遺された人々の生活には大きな穴が開くでしょう。とりわけ、あなたに頼りきってきた人たちにとっては、大打撃のはずです。たとえば、

- 幼い子ども、ティーンエイジャー、大人になりかけの若者、孫たち。
- 高齢の親や伴侶。
- 片親（シングルペアレント）になる伴侶や元伴侶。
- 長年の友人、家族の世話を手伝ってくれる人。
- すでに死別を経験してきた人。
- なんらかの依存症を持つ人、自尊感情の低い人。
- 精神を患っていたり、抑うつ状態にある人。
- 支えてくれる家族や友人がいない人。

ニーズは遺される人によってさまざまです。中には、誰よりも大きな支えや導きを必要とする人もいます。七歳の我が子に遺していくアドバイスと、成人した娘に遺していくそれとでは

違うでしょうし、片親としてあなたの分まで家族を支えていかなければならない年配の伴侶やパートナーへのアドバイスも、また違ったものになるでしょう。その人たちの年齢、健康状態、心の安定、あなたへの依存度によって、ニーズは変わってくるはずです。これは、「こころの遺産」を準備するうえで考慮しなければならない重要なポイントです。

あなただけを頼りにしてきたために深刻な打撃を受ける人が、必ず一人や二人はいるはずです。あなたも思い当たりませんか？　高齢の親、幼い子ども、特別なニーズを抱えた人などは、ほかに頼れる人間がいる人たちと比べると、見捨てられたような気持ちになりやすいのです。それに、もう大人だからといって、簡単に乗り切れるというものでもありません。

母が亡くなったとき、周囲の人々は、大人になりかけていた私たち姉弟を見て、問題なくやっていけるだろうと考えました。私たちがまだ幼い頃に母と父が離婚したという事実には、誰も考えが及ばなかったようです。

片親家庭になってからというもの、弟のジェイコブと私にとって、頼れるのは母だけになりました。再婚して新たに二人の子どもが生まれていた父は、自分の家族のことだけで精一杯の状態で、ごく近くに住んでいながら、私たちにかまっているほどの余裕はなかったからです。

その頃、母には一〇年来のパートナーのフランシスがいて、私たちもすっかり打ち解けてはいましたが、フランシスにはフランシスのアパートがありました。ですから事実上、弟と私の二人きりで生きていくほかはありません。こうして、母の家を相続した私たちは、数々の試練に直面することになりました。その頃の私の日記には、こうあります。

この家のこと、いったいどうしたらいいんだろう。ママが一生懸命に手入れしてきた庭は、あっという間に草ぼうぼうになってしまった！　空き家にしたまま誰にも貸さないのはバカげてるかもしれない。でも、よその人がここに住むなんて想像できない、絶対に嫌だ。売るという選択肢もあるけど、それは最後の手段。まだそんな気になれない。それに、長い休暇にいったいどこへ行けばいいの？　戻れる「我が家」がなくなるなんて最悪だわ。

こういうとき、自分たちよりももっと経験豊富な誰かのアドバイスがあったら、どんなによかったでしょう。しかも、こうした試練はまだ序の口で、その後、何カ月も何年も、新たな課題が次々と持ち上がりました。

生活のことばかりではありません。感情や人間関係の絡む問題、人生や信念や愛にまつわる数々の疑問にも、私たちは立ち向かわなければなりませんでした。住まいや家庭の切り盛りに格闘する一方で、死別の悲しみとも格闘していたわけです。学ばなければならないことがあまりに多すぎて、悔しいけれど、本当はもっと誰かの助けを必要としていたのです。

よき助言者を見つけましょう

遺された人たちに必要なのは、修理屋の電話番号を書き込んだアドレス帳や、節電のアイデアなどだけではありません。日常生活に関する細々《こまごま》としたアドバイスは確かに役に立つでしょう（あなたがおもな家事担当だった場合は特に）。でも、遺族にとって本当に必要になるのは、もっと長期的な問題に対するアドバイスなのです。次に挙げるような問題について考えてみてください。どうすれば、誰かを介して家族を支え続けることができるでしょうか？

- 健康や栄養管理、福祉全般。
- 教育、進学、仕事。
- 家計、蓄財、金銭管理。
- 住まいの維持管理、ペットの世話。
- 友人や親せきとの付き合い。
- 宗教、伝統、スピリチュアリティ。

・悲嘆ケアについて。

まずは、家族に宛てた「一〇カ条」的なリストや、ヘレン・ハーコム式の「子育てマニュアル」のようにシンプルなものから作り始めて、その後、詳細な「ハウツー・ガイド」にしていくのもいいでしょう。特定の問題に対して解決策を授けてくれそうな本のリストをまとめるのもいいかもしれません。使いこなす技術と機器があるなら、映画『マイ・ライフ』の主人公ボブがやったように、映像で教えを遺すという手もあります。

メッセージのテーマは慎重に選んでください。どんな話題でもウケるとは限りません。退屈な印象だけを残して旅立つなんてことにならないように！

自分のアドバイスが家族にどれだけ大きなインパクトを与えるか、そのことをくれぐれも忘れないでください。どんなメッセージだろうと、それは「最後の願い」と受け取られます。だから、その言葉には信じられないほどの重みが加わります。愛情の感じられないメッセージは、相手をひどく傷つける恐れもあります。

たとえば、現実にそぐわないほどの過大な要求を突きつけたり、一人よがりなルールに従わせたりするのでは、自分たちで学びとる機会を遺族から奪うようなものです。相手の人格を無視することにもなりかねません。その結果、いつまでも罪悪感や怒り、虚しさが残るようでは元も子もないでしょう。

あなたが遺していくのは、あの世から糸を引いたり、脅《おど》したりするためのものではなく、「愛」でなければなりません。その点にくれぐれもご注意を！

あなたのアドバイスはいろいろな場面で大切な人たちの役に立つでしょう。でも、あくまでも役に立つだけです。深い悲しみと生活の激変の中で、家族が直面するニーズを何から何まで見越しておくことはできません。ですが、一つだけ確かなことがあります。悲しみを乗り越えるためのサポートは、絶対に必要だということです。

そのためには、家族というあなたの船の舵《かじ》取りをまかせる船長を見つけておくと安心です。家族のよき助言者《メンター》（肝心なときに導いてくれる人）、たとえば、プロのアドバイザーとか、信頼のおける友人や肉親の誰かなど、あなたの家族に愛情と支援を提供してくれる人です。

お子さんに名づけ親を立てた（訳注：キリスト教の洗礼の際の習慣）という方は問題ないかもしれませんが、「親代わり」を頼む風習がない場合は、この際、後見人を探してみてはいかがでしょうか。あなたの船を託していく船長、つまり、死別後の荒波を家族が無事に渡りきれるよう、あなたに代わって必要なサポートや方向指示を出してくれる人を、今のうちから選んでおくということです。

この人選プロセスを成功させるには、まず、その人に期待する役割、スキル、条件をはっきりさせておく必要があります。理想を言えば、実践的な能力と温かい人柄の両方を持ち合わせている人がいいでしょう。そして、できれば、みずからも死別を経験したことのある人です。でないと、あなたの家族が直面する問題を理解できないかもしれません。

「これは」という人が見つかったら、さっそくあなたが何をお願いしたいのか理解してもらってください。家族が大好きなクッキーのブランドも、こっそり明かしておきましょう！

世の中には、死別を経験した人にどんなふうに接したらいいか分からない人がたくさんいます。生活が大きく変わってしまったことも、さまざまな困難に直面していることも、彼らには理解できません。すると、無視したり、避けたりという事態が起きます。遺族にとっては、それも一つの衝撃です。友だちや親戚など、自分たちを今まで支えてくれてきたネットワークが消滅してしまうのですから。

だからこそ、つらい時期に親身になって支え続けてくれる、よき助言者を探しておくことが重要なのです。

誰かが亡くなると、遺された人の、ものの見方がガラリと変わってしまうことがあります。人生のさまざまな側面に対する態度や関心が一変してしまうのです。人間関係や信念が変化したり、当たり前にできたことができなくなったり、趣味に対する興味が失せたり、家計管理や健康や家事への関心までが、それまでとは違ってしまうのです。

以前は楽しんでいたこと――スポーツ、余暇、人づき合いなど――も、死別の悲しみの中では、急に色あせてくることがあります。残念ながら、そうやって今までの生活パターンから遠ざかってしまうのは、今まで楽しみを分かち合っていた友人や親類とのつながりを、みずから断つようなものです。孤独や喪失感をかえって募《つの》らせることになります。私自身も、たちまちそれを味わいました。

今晩、友人たちはみんな出かけていった。でも私は誘われなかった。きっと行きたがらないと思ったのだろう。当たってる。騒々《そうぞう》しいクラブで踊るなんて、今の私にはちっとも興味がない。でもやっぱりつらい。誘ってくれなかったなんて。

一人の人間を見送ったあと、やっと環境に順応しかけたかと思ったら、今度は大勢の人間がどっと去っていった、そんな心境でした。母が亡くなったとき、友だちだと思っていた人たちのうち、少なくとも四人が、文字どおり私を捨てていきました。まるで夜逃げでもするみたいに。まあ、しょせんその程度の友情だったということです。

また、最愛の人間に旅立たれた人は千差万別の反応を見せますが、中には、ほかの家族まで失ったらどうしようという恐怖から、極度の心配性になる人もいます。たとえば、車を運転する、歩いて買いものに行く、スポーツをする、通勤電車に乗る、そういった、なにげない日常の行動までが、まったく別の意味を持つようになります。私の場合、弟のサーフィンに対して見る目がガラリと変わりました。

昼にジェイコブが電話をかけてきた。変なの。前はケンカばかりしてたのに、今はすごく仲がいい。でも、サーフィンだけはやめてほしい。心配でたまらないから。弟までいなくなったら、私はどうしたらいいの？　きっと生きていけなくなる。

ある種の死別を体験した人によく見られる反応です。特に、事故や、かなり唐突な形で大切な存在を亡くした場合がそうです。こうした恐怖心を放っておくと、ショックから立ち直るうえで障害になります。家族の行動にやたらと口を挟んだり、反対に、自分の殻《から》に引きこもったり。ですから、あなたが遺族のよき助言者として選んだ人には、死別の悲しみから生じる、この種の症状を見落とさないようにお願いしておくべきです。

けれども、その助言者自身に同じような経験がない場合は、たとえばコンパッショネイト・フレンズやグリーフ・リカバリー・インスティテュートのような、遺族向けのサポート団体が数多くありますから、遺族がそういう団体とコンタクトを取れるようにアドバイスを遺しておくといいでしょう。

グリーフ・リカバリー・インスティテュートからは、先ほども紹介した、『悲しみに「さよなら」を言う方法』という優れたガイドブックも出ています。この本を、ご家族に一冊プレゼントしておくのも一つの手です。

悲しみを乗り越えるまでの三段階

死別直後の遺族は、ショックが大きすぎて、あなたからのアドバイスやマニュアルを、きちんと受けとめられないかもしれません。でも、いつもの生活が戻るにつれ、あなたが遺してくれたものを心からありがたいと思うようになるでしょう。生活上の問題で助けを必要とする期間は、せいぜい一年か一年半くらいですが、一方、悲嘆からの回復には通常一年から八年かかる、というのが多くの専門家の見解です。

とはいえ、悲しみには個人差があります。一カ月で立ち直る人もいれば、三年も五年もかかる人もいます。故人との関係やその質、覚悟するまでの時間、本人の性格、過去の死別体験の有無などによって、悲しみの度合いや期間は変わってくるのです。もちろん、故人がアドバイスやマニュアルを遺してくれていたり、助言者を指名してくれたりしていれば、かなりの期間、助けられるでしょう。けれども、感情や行動や精神の面では、その後、何年ものあいだ、問題にぶつかる場合がよくあるのです。

残念ながら、死別経験者の中には、自分がそうだったからという理由だけで、ほかの人も同じように立ち直れると思い込んでいる人が、かなりいます。どうかあなたの家族がそういう思い込みや「さっさと忘れて、前へ進め！」的な号令の犠牲にならないよう、悲しみから健やかに回復するためのアドバイスを遺しておいてください。

死別後のさまざまな感情を表に出すことで、自然で健やかな立ち直りは可能になります。そのためのサポートが得られるなら、遺族にとって、悲しみをくぐり抜けるための道のりは、なだらかなものになるでしょう。私は、さまざまな遺族にカウンセリングをしてきた経験から、死別の悲しみには典型的なプロセスがあることに気づきました。

遺族が死別体験を人生の一部として受け入れ、やがて心の平安を得るまでには、三つの段階があるのです。

①リアクション（さまざまな反応を見せる時期）
②リフレクション（あれこれ考える時期）
③リカバリー（回復していく時期）

悲しみを乗り越えるまでの三段階		
リアクション（反応）	リフレクション（思案）	リカバリー（回復）
1～2年	1～4年	2～10年
罪悪感	発散	希望
ショック	疎外感	受容
不信	方向性の喪失	集中
傷心	嫉妬	やる気
非難	疲労感	落ち着き
無感覚	心配	健やかさ
無気力	恨み	精力的
恐怖	抑うつ	思いやり
混乱	怒り	共感
孤独	ストレス	正常
安堵	不満	達観
絶望	イライラ	平安

表を見ていただければ、あなたの死が遺族の心に与えるショックの種類や期間が、それぞれお分かりいただけると思います。

あなたが亡くなったあと、遺族はまず、「リアクション」の段階に入ります。あなたの愛情やサポートのない状態で人生と初めて向き合うことになる、とてもつらい時期です。この時期は感情が高ぶっているうえ、死別にともなう生活面での問題、スピリチュアルな問題、心や体の問題にも直面します。

たとえば、まるで胸を刺され、えぐられたかのように心が張り裂けそうな感覚を味わうこともあれば、逆に、何も感じられなくなったり、ショックに陥ったり、圧倒的な不信感に包まれたりもします。

どのように死別したかにもよりますが、遺族の中には、「リアクション」から「リフレクション」の段階へすぐに移行する人もいます。特に、かなり前から予期されていた死だったり、高齢で満ち足りた人生を送った末の死だったりする場合です。

「リフレクション」の段階に入ると、喪失体験を理解するようになります。つまり、大切な人のいない人生に慣れるにつれ、自立し、新しい経験や人間関係を受け入れられるようになるのです。この期間には、さまざまな見直しが行われます。やがて、「なぜ?」という問いへの答えを見つけ出し、死は避けられないという現実と向き合えるようになると、生き方や精神性に関する意識が高まってきます。

すると、喪失体験に対するネガティブな反応は薄れていき、ポジティブな感情がたびたび顔を出し始めます。人生に前向きに取り組めるようになると、さらに希望に満ちた「リカバリー」の時期へと移行していきます。そして、そのポジティブな精神状態がまさるようになったとき、心身ともに喪失体験を受け入れ、悲しみから解き放たれるのです。

ただし、傍目《はため》には、一つの段階から次の段階へと順調に移行しているように見えるとしても、本人の心理状態は行きつ戻りつしているものです。人によって差はありますが、行ったり来たりは、ごく当たり前のことです。気分の揺れと、それに伴う抑うつや不眠や極度の疲労感にさいなまれる方は大勢います。完全な「リカバリー」の段階にたどり着くまでは、仕事が手につかないとか、健全な人間関係を結べないといったこともよくあるのです。

たとえば、「リアクション」の段階では、食欲がおかしくなって、深刻なケースでは摂食障害を起こす人さえいます。そうかと思えば、別の健康上の問題、たとえば、湿疹《しっしん》、ぜんそく、偏《へん》頭痛などが突然発生したり、もともとの持病が悪化したりする人もいます。

とんでもなく厄介《やっかい》な話に聞こえるかもしれませんが、そうした症状は、悲嘆を経験している人間の一般的な現象であって、通常は長く続くものではありません。

ただし、あなたが指名した助言者や遺されたご家族自身が、気をつけるべき兆候があります。いつまでも悲しみが癒されなかったり、異常な悲しみにさいなまれたりするうちに「危険地帯」に迷い込んだ場合の警告サインです。たとえば、突然、引きこもったまま長いあいだ出てこない、家族を無視する、亡くなった人のことを話そうとしない、といった症状には注意しなければなりません。

長期の抑うつも明らかな兆候の一つですが、それは自意識の喪失、衰弱するほどの心の痛みといった形で現れることがあります。その結果、仕事がはかどらない、人間関係がうまくいかない、健全な生活が送れないといった支障も出てきます。怒りなどの感情を抑え込んだり、死を認めようとしなかったりするのも、よく見られる症状の一つです。悲しみのあまり、自分や他人の健康を異常なほど心配するようになる場合もあります。

たとえば、最愛の人間をガンで亡くして以来、自分も同じ病気だと思い込むようになる人もいます。極端な場合、自殺を考えたり、摂食障害を起こしたり、麻薬やアルコールを乱用するようになったりします。「危険地帯」に踏み込んだことを示すサインには、次のようなものが挙げられます。

- 自殺を考えたり、計画したりする。
- 人生そのものや、以前は楽しんでいた活動に興味を失う。
- お酒やドラッグに頼るようになる。
- 手足に自分でつけたと思われる痣《あざ》や傷がある。
- 食生活が不規則になる。または食べものに対して異常な行動を取る。
- 長いあいだ引きこもって、人と接触しようとしない。
- お金の使い方が極端になったり、急に物が増え始めたりする。
- 清潔さや健康状態に異常にこだわる。
- 喪失体験（または、それに取りつかれていること）を話したがらない。

これらの症状について、事前に家族と話し合っておいてもいいでしょう。そうすれば、どういうことが起こりうるかを予期できるし、何が健全な反応で、何がそうでないかも分かるからです。

また、遺族の誰かが実際にこうした症状を示すようになったら、助言者なり家族なりが、専門家の支援を仰ぐべきです。放っておくと、心の健康を著しく阻害するような思考パターンや行動パターンに結びつきやすいからです。

でも、あなたが遺族の健やかな立ち直りの手段をあらかじめ用意しておけば、きっとそういうことにはならないでしょう。あなたが遺したマニュアルやアドバイスと、家族の舵取りをまかせられる頼もしい助言者からの温かいサポートがあれば、心配はいりません。

第六章　未来への贈りもの

未来は、予見するためではなく、実現するためにある。
——アントワーヌ・ド・サン＝テグジュペリ（フランスの作家）

未来とは、夢や希望をかなえるための目的地であり、何か楽しみなこと——イベントやお祝い事、特別な誕生日パーティ、結婚式、クリスマスなどの年中行事——が待ち受けているところです。期待と興奮の入り混じった気持ちで待ちわびていたその日、私たちは大好きな人と喜びと笑いを分かち合います。そうした人生の節目を飾る大切な行事は、家族や友人がともに集《つど》い、楽しい思い出を刻むひとときです。

ところが、遺族にとっては、まったく別の意味を持ち始めます。そうした行事は、楽しみやお祝いのひとときではなく、苦痛の種に様変わりしてしまうのです。

誰かにメッセージカードやプレゼントを贈ったり、お祝いの電話をかけたり、そういうことをするたび、自分はもう、亡くなったあの人から同じことをしてもらえないのだと、改めて痛感させられるからです。

パーティも行事も、今では、ワクワクしながら待つものではなくなってしまいました。それどころか、最愛の人の不在を思い知らされ、孤独感を深めるだけの寂しい記念日なのです。

繰り返される悲しい記念日

母が亡くなってから最初に迎えた大きなお祝い事は、クリスマスでした。葬儀からまだ七週間、私は悲しみのまっただ中にいました。母のいないクリスマスを実家で迎えるのかと思うと憂うつでたまらず、伯父夫婦が泊まりにくるように誘ってくれたときはホッとしたものです。

さっそく私は、プレゼントの用意に没頭しました。品ものを選んだり買いに行ったりしていると気が紛れ、心の内側から湧き上がってくる違和感と向き合わずに済むのです。でも、その日が近づくにつれ、不安が頭をもたげてきました。きっと最低な気分で当日を迎えるに決まっています。

クリスマスの朝、目を覚ますなり、最初に頭に浮かんだのは、今日だけは母のことは考えまい、という思いでした。でも、うまくいくわけがありません。たちまち涙がこぼれ、頬を伝い始めます。「ママ抜きでお祝いなんかしたって、いったいなんの意味があるの⁉」そう大声で叫べたらどんなによかったでしょう。でも、みんなを驚かせたくはありません。

仕方なく、今しがた抜け出したばかりの空っぽのベッドを見おろしていました。いつもなら、サンタ役の母からのプレゼントが置かれているはずの場所に、今年は何もありません。毎年クリスマスのたび、私の名前が刺繍《ししゅう》された派手な赤い靴下に、安でのユーモラスな品ものが詰められてベッドに置かれていたものです。それが誕生以来の我が家のしきたりでした。

私にとっては母の愛の象徴であり、注がれた時間と手間と思いやりの証《あかし》でした。そこには、娘のことを深く理解している母親の気持ちが現れていました。でも今、何もないベッドの足元の空間は、容赦のない現実を突きつけてくるばかりです。そう、あれほど私を理解し、思いやってくれた人は、もういないのです。

その日は結局、泣きはらした目で視界がぼやけたまま過ごしました。もう、母がいた頃と同じクリスマスが戻ってくることはありません。翌年は多少気持ちが持ち直しましたが、そのほかのお祝い事の日には、似たような喪失感がたちまちぶり返してきました。さらに二年、三年と経ち、一見、悲しみから立ち直り始めた頃になっても、寂しい記念日が巡ってくるたびに、私の気持ちは振り出しに戻ったものです。それでも、ほかの人たちには、このつらさが理解で

郵便はがき

料金受取人払郵便

豊島支店承認

3396

差出有効期間
平成25年5月
1日まで

1718790

425

東京都豊島区池袋3-9-23

ハート出版

① 書籍注文 係
② ご意見・メッセージ 係（裏面お使い下さい）

〒

ご住所		
お名前	フリガナ	女・男 歳
電　話	－　－	

注文書	お支払いは現品に同封の郵便振替用紙で（送料200円）	冊数

ご愛読ありがとうございます（アンケートにご協力お願い致します）

●ご購入いただいた図書名は？

●ご購入になられた書店名は？

区
市
町

●本書を何で知りましたか？

① 書店で見て　② 新聞の広告（媒体紙名　　　　　　　　）

③ インターネットや目録　④ そのほか（　　　　　　　　）

●ご意見・著者へのメッセージなどございましたらお願い致します

●お客様の個人情報は、個人情報に関する法令を遵守し、適正にお取り扱い致します。
ご注文いただいた商品の発送、その他お客様へ弊社からの商品・サービスなどのご案内をお送りすることのみに使用させていただきます。第三者に開示・提供することはありません。

きないようでした。

最初の数カ月は、いろいろな人から、ひっきりなしにお悔やみの言葉をかけられ、手を差し伸べられたものです。気分がめまぐるしく変わる私を見ても、人生の大きな変化に慣れるために頑張っているのだろうと、誰もが見逃してくれました。けれども、それから二年が経ち、卒業が近づく頃には、もう誰も私の苦しみなど覚えていないようでした。卒業当日は、どの友人も両親が同席していて、私の顔を見るたびに、「あら、お宅のお父さんやお母さんは来てないの？」と言うのです。私は愛想よく答えるのに必死でした。

大切な人を亡くした直後の遺族には、周囲のさまざまな支えがあるものです。料理をしにきてくれる人、車を出してくれる人、葬儀の手配を手伝ってくれる人、金銭面で助けてくれる人などなど。ただし、そういう支援はせいぜい一年くらいまでのことで、二年後、五年後、一〇年後となると、サポートも優しい言葉も理解も、どこかへ行ってしまいます。

実は、死別から何年が過ぎようと、理解や支えがほしいと思う瞬間が遺族には必ず巡ってきます。お祝い事がまさにそれなのです。長い休暇、誕生日、結婚式、卒業、新しい命の誕生、クリスマスなどは、いつになっても消えてなくなることはありません。そのたびに家族は、亡くなった人とは特別なひとときを過ごせない、という事実を思い出すでしょう。

私の場合、母との死別後に人生のターニングポイントとなった大きな行事は、すべて寂しい記念日になってしまいました。大学を卒業した日も、三〇歳の誕生日も、毎年の母の日も、五月一〇日（母の誕生日）も——そういう日には、母の死から何年経っていようと、悲しい気持ちに襲われずにはいられませんでした。

しかも残念なことに、それで終わりではありません。元気いっぱいの母の存在が心の底から恋しくなる日は、まだまだ巡ってきます。いつか自分が結婚する日も、最初の子どもの誕生を祝うときも、私は、招待客の中に母の名前がない悲しみと格闘することになるでしょう。

未来の大きなイベントが来るたびに、つらい思いがよみがえり、ティッシュがひと箱必要になるに違いありません！

特別なギフトを用意する

今まで楽しかったお祝いの日が寂しさを思い出す日に変わってしまったとしても、その気持ちもやがては薄らいでいくでしょう。別の誰かと親しくなったり、新たな思い出を刻み始めたりして、時とともに違う人生に慣れていくのです。すると、寂しさを確認するだけだった日も、昔のように楽に迎えられるようになり、いつかはまた、お祝いの日らしく喜びと興奮と笑顔に包まれることでしょう。

けれども、それとは別に、遺された人々が悲しみを新たにする日が来ることを忘れないでください。それは、第一回目の記念日、つまり、あなたという最愛の人の亡きあと、ご家族が「初めて」迎える人生の大きな転換点や重要なイベントの日です。

　こうした「初めて」に対する遺族の強い思い入れは、その人たちが発する言葉の端々《はしばし》から伝わってきます。たとえばこんなふうに。

「父さんを亡くしてから初めての誕生日だ」
「息子のいない初めてのクリスマスよ」
「初めて一人きりで休暇を過ごしています」
「初めて母の手助けなしで、お産を迎えることになりました」
「夫が亡くなってから初めて一人で結婚式に出席したわ」

　死別の一カ月後だろうと、二年後だろうと、一〇年後だろうと、あなたがいなくなってから「初めて」のイベントであるだけに、遺された人々には、決まって強烈な印象と痛みを与えるものです。しかも、そうしたイベントがあるのは、たいてい死別から一年以上が経過したあとのこと、つまり、周囲の人からは、そろそろ悲しみの「やわらぐ頃」と見なされる時期です。

だから、パーティ好きな知人や友人たちが、いえ、ともすると肉親までもが、遺族のつらさなど忘れてしまったり、気づかなかったりしても不思議ではありません。元気づけるつもりで、こんなことを言う人もいるでしょう。


「もう何カ月にもなるんだし、そろそろ立ち直ってもいい頃じゃない？」

「お祝いの席なんだから、みんなの気分を害したりしないようにね」

「あなたにはまだ息子がいるじゃないの。息子のために、盛大にお祝いしてあげたら？」

「自分の誕生日くらい、楽しんだらいいじゃない！」

「たまには出ておいでよ！　パッとやろう！」

「みんな、あなたにも楽しんでほしいと思っているのよ」

「涙は禁物だよ。みんなびっくりしちゃうからさ」


よかれと思ってのことでしょうが、あまりにも見当違いな言葉です。こんなことを言われたら、遺族は傷つき、何も理解されていないと感じるかもしれません。やはりこういうときは、あなたが指名しておいた助言者にご家族を助けてもらいましょう。その人なら、死別後「初めて」のイベントが遺族に与える衝撃がよく分かっているはずです。だからきっと、あなたの家族の気持ちを理解したうえで、そうしたイベントの、よい面にも気づかせてくれるでしょう。つまり、あなたと一緒に楽しんだひとときを思い出す、いい機会にもなるということです。

ただし、助言者だけに頼っていてはいけません。そうした「初めての」イベントに向けて、あなた自身の力で家族をサポートし、つらさをやわらげることができるのです。たとえば、あなたの愛情を思い出させるような、特別なギフトを用意しておくという方法です。

前もって買うなり、作るなり、手配するなりして、将来、あなたの不在が現実になったとき、ご家族の手に渡るようにしておくプレゼント、つまり、「未来への贈りもの」です。

今から何年も先のこんな光景を想像してみてください。あなたからのちょっとしたプレゼントや、「誕生日おめでとう」のカード、テープ、ビデオをもらって驚いているお子さんの顔。特別な記念日のために大切に保管されていた、あなたからの手紙やプレゼントに大喜びしている、ご主人または奥さんの様子。結婚の日に、あなたからのメッセージつきの見事な花束や形見を受け取り、晴れやかな笑みを浮かべるお嬢さんの姿……。

たとえば、次に挙げるような「初めて」の記念日に、あなたからの思いがけないプレゼントが届いたら、ご家族はきっと感激するに違いありません。もちろん、あなたの信仰やしきたりによっては、これ以外に特別な意味を持つイベントがあるかもしれません。そういう人生の節目もまた、遺族にとってはつらい記念日になりうることを、覚えておいてください。

●重要な試験、卒業。
●入学、入社。
●母の日、父の日、バレンタインデー。
●妊娠、出産。
●記念日、婚約、結婚。
●特別盛大に祝う誕生日（たとえば、アメリカでは一六、一八、二一、三〇、四〇、六〇歳）。
●洗礼、通過儀礼、各宗教における成人式。
●クリスマス、イースター、大みそか。
●そのほか、さまざまな宗教の祝祭日。

あなたの勇気と思いやりに感謝

問題は、未来への贈りものとして「何を用意するか」です。まあ、要するに、どれくらいの時間と労力を費やせるかによって、何を用意できるかも変わってくるでしょう。しかも、残り時間が少なければ少ないほど、実行にはかなりの勇気が必要です。

ちょうど、手術不能の脳腫瘍と診断されたジョン・ライスの場合がそうでした。告げられた余命は二～三カ月、いえ、ことによると数週間とも。そこでジョンは、幼い息子フェリックスに何通かの手紙を遺すことを決意します。『ガーディアン』紙の取材に応えて、夫人のマデレーヌは、ジョンが遺してくれた未来への贈りものに家族が助けられたことを語っています。

「あの日、ジョンは一人になりたがっているみたいでした。まあ、そうでなくても、私は終日つきっきりでいることはできませんでした。あの人はありったけの思いを込めながら最期の言葉を書きたかったのでしょう。その日の午後いっぱいをかけて、自分が過ごすことのできない未来へと思いをはせたのです。でも、手紙を三通書くのがやっとでした。

一通目は息子の一三歳の誕生日に向けて、二通目は一八歳の誕生日、そして三通目は、なぜか一九歳の誕生日に向けたものでした。二一歳の成人したフェリックスなんて、ちょっと遠すぎて実感が湧かなかったのかもしれませんね。

息子がまもなく四歳というとき、あの人は静かに旅立ちました。それからの一〇年間、青い封筒に収められた三通の手紙は私の机の中で、その時を待つことになりました。

私はときおり取り出しては眺めたりしたものです。ジョンの文字を見るのは、つらかったです。いなくなったことを改めて思い知らされて、震《ふる》えを感じるというか。

いっそ開いて中身を見てしまおうかと思ったこともあります。病の末期、ジョンが治療でボロボロになりながら書いた手紙です。支離滅裂で恐ろしい言葉が並んでいたら……。フェリックスは父親の思い出がほとんどありませんから、そんな言葉を読んでも、意味が分からないのではないかと心配になりました。でも、私宛てではないので、開くわけにはいきません。

やがてフェリックスの一三歳の誕生日になり、私は息子と二人きりになれる時間を待ちました。息子は不安げで、少し恐がっていたかもしれません。でも、封を切ったとたん、まるで、長いあいだ息をひそめていたジョンが手紙の中から解き放たれたようでした。

素晴らしい手紙だったのです。一三歳という重要な節目になる誕生日にふさわしいことがすべて書かれていて、息子の幸せを願い、自分がどんなに愛しているかを伝える内容でした。フェリックスは、『なんだか、お父さんに話しかけられているみたいだ』と言い、それから二人でしばらく泣きました。

その息子は今、一七歳。二通目を開ける日も遠くはありません。手紙に何が書かれているかは知りませんが、ジョンのことですから、きっと息子にふさわしい言葉を選んでくれたでしょう。あれほどつらい治療のさなかに、自分がいなくなったあとの生活を想像し、小さなタイムカプセルに思いやりを詰めていったなんて、究極の勇気としか言いようがありません」

愛情あふれる三通の手紙は、フェリックスにとって、かけがえのない贈りものになりました。けれども、安らかな気持ちで最期を迎えられたという意味では、ジョンのためにもなったのです。では、もしジョンの残り時間がもっと長かったら、どうなっていたでしょうか？　たぶん、早くから未来への贈りものを用意することはなかったでしょう。たいていの人間と同じように、まだまだ時間はあると思い込むか、恐くて手がつけられずに先送りするか。

そうやって先送りにした場合に何が問題かというと、病気や治療による衰弱で、未来への贈りものを用意するのが、ますます難しくなっていくかもしれないということです。自分にはまさかの事態など起きないと思い込み、延び延びにしていると、もしも早死にした場合、家族に何も遺してやれなくなるのです。その場合、一番つらい思いをするのは子どもです。親に愛されていたという記憶や絆を、子どもは一番必要とするのですから。

オレゴン州ポートランドで遺児遺族の悲嘆ケアを行っているダギー・センターの所長ドナ・シャーマンは、こう語ります

「留守番電話に入っている母親の声を、何年も消さずに取っておいた男の子もいました。子どもたちには、亡くなった人のことをずっと知っていたいという強い気持ちがあるのです。でなければ、思い出しか残りませんから」

だからこそ、未来への贈りものを遺すことには大きな意味があります。今は元気そのものという方でも、少しばかり時間を見つけて、愛情のこもった手紙を書いてみてはいかがでしょう。先ほどのジョン・ライスや、映画『リトル・ダンサー』でビリーの母親がそうしたように。

「万が一」の用心だと思って、ちょっとしたものを書き記すだけでいいのです。そして、万が一、ご家族、特にお子さんが、あなたのいない「初めて」のイベントを迎えることになったとき、きちんと手渡されるように保管しておきましょう。

そう気軽に言われても、ダメなものはダメだ、そういう特別なイベントに自分が参加できなくなるなんてこと、考えただけでもゾッとするのに……と、お思いですか？　確かに、その気持ちを乗り越える勇気がなければ、「愛のメッセージ」作りには取りかかれません。でも、実はそこがミソなのです。むしろ、未来へ向けて贈りものを遺していくという行為そのものが、あなたの救いになるからです。

いったい自分は何を遺していくべきか、そう考え始めると、自分のニーズよりも、むしろ家族のニーズを優先し、自分に向けていた意識を家族へ向けるようになるでしょう。そうやって大切な人たちの未来に思いをはせていると、やがて絶望感が薄らいでいきます。誰かの苦しみをやわらげようと努力したごほうびに、深い安らぎと慰めがやってくるわけです。

未来への贈りものを用意するからといって、運命を敵に回すわけでも、人生の敗北を認めるわけでもありません。それは、勇敢で称賛に値《あたい》する、温かな思いやりに満ちた行為、あなたの大切な人たちに思いがけない喜びをもたらす行為なのです。

ここまでは、手紙や簡単なメッセージばかりを紹介してきましたが、もちろん、それだけで終わりにする必要はありません。ちょっとしたアイデア次第で、家族の趣味、願い、必要に合わせたサプライズ・プレゼントを用意し、文字どおり笑顔を取り戻させることも可能です。

私は、そういうサプライズ作りのお手伝いをすることがよくあるのですが、相談者の豊かな発想には驚かされてばかりいます。レイチェルという女性は、妹のアンのために特別なものを遺したいと考えていました。そこで、妹の趣味である「お守り《チャーム》」集めにちなんだサプライズを用意することにしました。ともに過ごした思い出を象徴するような小さなお守りを一〇個買い、一つ一つを誕生日カードと一緒に封筒に入れて弁護士に預け、毎年、妹の誕生日に届けてもらうように依頼したのです。私がアンに感想をたずねると、こんな答えが返ってきました。

「毎年、サプライズ・プレゼントをワクワクしながら待っています。封を切るたびに、レイチェルとの素晴らしい思い出がよみがえってきて、今も一緒にいるみたいな感じがするんです」

このように、姉の思いやりと絆を実感させてくれるプレゼントは、アンの悲しみが癒されていく過程で、なくてはならない重要な役割を果たしているのです。

とっておきのプレゼント

レイチェルのアイデアは、妹のニーズを見事に満たしていましたが、相手がもし一〇代の男の子だったら、かわいいお守りをプレゼントしても、あまり喜ばれないでしょう。喜んでもらうためには、相手のニーズ、趣味、関心の対象をよく考えなければなりません。読者へのヒントとして、私の相談者の実例をさらにいくつか挙げておきます。

まずは、六歳の息子へのサプライズ・プレゼントを用意したロジャーの場合から。息子が生まれたときロジャーはすでに五五歳、しかも、家系的に心臓が弱かったため、自分の将来に不安を抱えていました。息子が大学を卒業する頃には自分は亡くなっているかもしれない、そう思ったロジャーは、まだ健康なうちに、「もしも」のときのための準備を始めたのです。

「いつかは息子も大学に行くだろう。でも私は年取ってから親になったので、卒業を見届けてやれないかもしれない。そこで、サプライズ・プレゼントを遺していきたいと思ったのさ。そばで一緒に祝っていると思ってもらえるような何かをね」

ロジャーが伝えたかったのは、息子がどんな道を選ぼうと自分は応援している、という気持ちでした。

「息子がどんな人生を選んでも、私は誇りに思うだろう。あの子への愛情は変わらない。そのことを知ってほしかったんだ。そこで女房にも片棒を担がせることにしたわけさ。女房は私よりずっと若いのでね。私がいなくなっても、きっと計画を実行してくれるだろう。

まず、小学校に上がったら、大きなパーティを開く。小学校は教育の土台になるところだから大切だ。息子の友だち全員と、先生や世話になってる人たちをみんな呼ぶことにしている」

ロジャーは、この盛大なサプライズ・パーティの計画を練《ね》るのに何日も費やしたうえ、さらに小さなサプライズもいくつか用意しています
「バンドを呼んで、私の大好きな、クイーンの『伝説のチャンピオン』を演奏してもらう。今までつらいことがあるたび、いつだって元気と自信をもらってきた曲だから、息子にも味わってほしいんだ」

彼の計画はちょっと手が込み過ぎじゃないかと思う人がいるかもしれません。でも、こうでなければいけないという決まりはないのです。「愛のメッセージ」の伝え方は人それぞれ。自分と遺していく人たちにとってふさわしければ、あとは自由です。ロジャーのアイデアは、かなり大がかりですが、幸いにも、頼りになる相棒に恵まれていました。そこまで恵まれていないという方、経済的または時間的に、そんなに派手なサプライズを用意する余裕はないという方には、次のルイーズのアイデアが参考になるかもしれません。

三〇代後半のルイーズは結婚していましたが、子どもはいませんでした。難病のために、愛する夫を一人残したまま旅立つ日が近づいたとき、力強い、それでいてシンプルなアイデアが浮かんできました。結婚記念日に特別なプレゼントで夫を驚かそうというのです。

「私のことを思い出せるような何かをプレゼントしたいと思っています。オークの木の苗がい

いんじゃないかしら。ゆっくりと、たくましく育っていく希望のしるしとして植えられるから（訳注：オークは強靭《きょうじん》さの象徴）。この木の成長を見ていれば、主人も勇気づけられるでしょう。頑張って悲しみを乗り越えようと感じてくれると思うんです。春がきて、いっせいに芽吹く様子を見ていると、希望を新たにできると思うの。立ち直りの時は必ず巡ってくるんだって」

ケイティにも似たようなプランがありました。やはり、長年連れ添ったパートナーを遺していかなければならなかった彼女は、何かで自分の愛を伝えようと思い立ちます。そこで、パートナーに内緒で旅行を計画したのです。

費用には毎月お給料から積み立ててきた貯金をあて、実際の手配はお兄さんに頼みました。自分の亡くなった年の、それもできれば自分の誕生日に、パートナーに旅行を楽しんでもらおうというのが狙《ねら》いでした。そして、この旅行には必ず誰かを同伴させること、という条件もつけました。パートナーに寂しい思いをしてほしくなかったからです。サプライズ旅行の期間は一週間、行先はパートナーがずっと夢に見ていたパリでした。そのうえ、ケイティはもう一つ小さなサプライズも用意していました。

「同伴する人に向けてこんな指令を（私の兄を介して）出すことにしたの。必ず二人でエッフェル塔にのぼって、私からの手紙をあの人に渡すこと。手紙を書くのも、旅行を計画するのも、とても楽しかったわ。あの人が手紙を開いて、『私の愛《いと》しい人へ』なんて書き出しを見たときの顔を想像すると、ワクワクしてくるの」

相談者のサプライズ計画を手伝ってきた私は、贈りものやイベントに込められた豊かな想像性と愛情とに、いつも感動させられています。そういう計画は一見、面倒くさそうに思えるかもしれませんが、実は、日頃のお祝い事に必要な心遣いとなんの変わりもありません。

仕事が忙しいとか、移動の都合で間に合わないとか、遠くに住んでいるとかいう理由で、ある人のパーティに出られないとしたら、誰でも、ちょっとしたプレゼントくらい発送するのではないでしょうか。それがもし、とびきり重要なイベントならば、欠席の埋め合わせをしようと、さらに心を砕くと思うのです。

最後に紹介するのは、あるカップルの計画です。二人には先ほどのロジャーと違って、当面、健康上の心配はありませんが、どちらも軍隊に所属していて、任務のためにしばしば家を離れることがあります。自分たちの片方、いえ、場合によっては両方に「まさか」の事態が起きたら……、二人はそう思うと、まだ一〇代の一人娘の将来が心配でたまりません。

そこで私が「未来への贈りもの」のことを話したとたん、二人は飛びついてきました。興味の対象から職種まで、共通点の多いおしどり夫婦でしたから、娘にも、心から愛せる人と出会ってほしい、そして、そういう人と一緒になる日には、とびきり素晴らしい結婚式を挙げてほしいというのが、二人の願いでした。そこでこんな素晴らしい計画を思いついたのです。ご主人はさっそく自分のアイデアを話してくれました。

「あの子の結婚式に何か特別なことをしてやりたいんだ。ウェディングドレス用にお金を積み立てておくというのはどうだろう。そして、僕たちが生きていたら、当日までに支払いを済ませて驚かせようよ。どちらにしても、あの子はすごく喜んでくれると思うな」

ご主人の提案に、奥さんも自分のアイデアで応じます。

「ほかにも何かしてあげましょうよ。長く残るような、意味のあるものがいいわ。私たち夫婦からの特別な、何か、こう……今は思いつかないんだけど」

そうやって、しばらく話し合ったあと、私がほかの相談者のアイデアを紹介すると、奥さんはこんなことを思いつきました。

「ロケットペンダントがいいわ。私たちの写真を中に入れて、外側に何か彫ってもらいましょう。短い言葉でいいの。そう、『結婚おめでとう!』って」

その後の計画のゆくえを私は知りませんが、あのときの二人の興奮ぶりからすると、たぶん実行したのではないかと思います。とても素敵なプレゼントでしたし、そうやって計画を練っているだけでも二人は楽しそうでした。夫婦ともに危険な職業についていることから来る娘さんへの罪悪感が、少しは軽くなったのではないでしょうか。そして、未来への贈りものを考えることは、二人にとって最悪の事態に備える、よいきっかけにもなりました。

みなさんの中にも、この夫婦のアイデアから何かひらめいたという方がいるかもしれません。あるいは、次のようなヒントをもとに、愛する人たちの未来へ贈るサプライズ・プレゼントを考えてみてはいかがでしょうか。

- **装飾品**　メッセージや写真を入れられるペンダントや腕時計など。
- **手紙**　できれば手書きで、きれいな便箋《びんせん》やカードを使って。
- **音楽**　バンドの生演奏、またはＣＤやテープに録音したもの。
- **花束**　誕生日、記念日、バレンタインデーなどに。
- **木や草花**　成長を続け、あなたのことを思い出させてくれる植物。
- **お金の積立**　重要なイベントのための資金、大学入学、結婚式、マイホーム、旅行用などに。
- **ビデオまたは写真**　特別の日のために撮っておいたものに、メッセージを添えて。
- **スピーチ原稿**　結婚式や卒業など、特別な日に誰かに代読してもらう。
- **靴下**　クリスマスのプレゼントを詰めて。
- **料理のレシピ集**　家族の秘伝の味を伝えるために。

まだ「これだ！」というひらめきがない方は、映画『Ｐ・Ｓ・アイラヴユー』を観てみるといいかもしれません。本書の巻末にある「おすすめの映画」のリストも参考になると思います。そうした映画には、ご家族があなたの死後に「初めて」迎えるイベントで、つらい思いをしないように、今から用意しておけるさまざまなアイデアが詰まっています。

どんなものをプレゼントするにせよ、ご家族はきっと喜んでくれるでしょう。思いがけない贈りものをもらって、いつまでも変わることのない、あなたの愛の深さを知るのですから。

第七章　あなただけの物語《ストーリー》

過去を知れば、現在と向き合うために必要な知恵と力が見つかる。

――ガートルード・ウェイル（アメリカの政治活動家）

休暇に親戚が集まってピーナッツをつまみにビールなど飲んでいると、決まってボブ伯父さんが、メアリー伯母さんとの「なれそめ」を話し始めます。部屋の窓越しに安もののワインを差し出しながらシェイクスピアの一節で口説いたんだとかなんとか。それを聞かされるみんなは、ああ、また始まったと、あきれ顔です。すると私の母も黙っていられません。

「ねえ、ジョージが小さい頃のこと覚えてる？　すっぽんぽんで、となりのお宅へお邪魔しちゃったわよねぇ。父親のブカブカの靴だけ履いて」

するど今やお年頃のジョージ本人の悲鳴が聞こえてきます。

「うわぁ、やめてよ、その話は！」

まあ、家族にまつわるこうした昔話は、人によっては「ありがた迷惑」な場合もありますが、いつの日か、子や孫の世代、そのまた子どもの世代が一族の中心を占める頃には、ボブ伯父さんの話にしろ、私の母の話にしろ、じかに本人の口から聞けたらどんなにいいだろうと思う人たちが出てくるに違いありません。

父母や祖父母や曾祖父母のおもしろいエピソードは、家族の歴史に彩《いろど》りと奥行きを与えてくれます。あなたの家族にも、いつかあなたのことを、もっともっと知りたいと思う日が来るでしょう。あなたがいたからこそ、その人たちは存在しているのです。なぜ自分が今のように考え、話し、行動する人間になったのか、なぜ今の信念を持つに至ったのか、その歴史をたどりたいと思ったとき、あなたの人生の物語が手がかりになるでしょう。

「もっと知りたい」という気持ち

人間は大昔から、物語を分かち合ってきました。年配者が若者に人生の教訓を伝えてこなければ、人類がここまで進歩することはなかったでしょう。世代から世代へと受け継がれる知識は、進化には欠かせないものでした。ところが私たちはもはや、そうした物語の受け渡しを大事にしなくなっています。何かにつけ、若さと速さが尊ばれる今の社会では、昔話などは優先事項ではないのです。年寄りの知恵は、価値がないもの、見当はずれの時代遅れとして片づけられています。

けれども、そのせいで事態は厄介なことになっています。実は、知恵を伝えていくことには、伝える側と伝えられる側のどちらにも、さまざまなメリットがあるのです。一族の先輩の声に耳を傾けることは、若者にとって、自分自身を知ることにほかなりません。そうやって若者は、自分という人間の置かれた位置や成り立ちを理解するのです。

一方、年配者にとって、記憶をたどりながら知識を分け与え、人生を語ることには、癒しの効果があります。自分が経験したことに意味を見つけ出し、人生の充実感を得られるのです。

また、物語は、具体的なスキルを伝えていく道具としての役割も担っています。先輩たちの物語があれば、若い世代はそこから人生を生き抜く知恵を身につけていくことができるでしょう。若者たちの中には、自分だけで物事を解決しようと孤軍奮闘し、高い代償を払わされている人がなんと多いことでしょう。

先輩たちの経験と失敗を知っていれば、そんな必要はないのです。年配者には年配者なりの知恵があります。どうすれば、よりよい人生を選択できるか、何に重きをおけば人生を楽に生きられるか、あなたがそうした知恵を伝えていけば、愛する人たちは、無駄な寄り道をせずに、幸せで満ち足りた人生を目指して、まっしぐらに進めるようになるでしょう。

人生に必要なスキルを息子へ伝えていった、映画『マイ・ライフ』の主人公の話を思い出してください。ボブは、スパゲッティのゆで方から、バッテリーの上がった車を復活させる方法、好ましい握手の仕方までをフィルムに収めていきました。

誰もがボブのように、人生で学びとった知恵や仕事で得た知識、生活を充実させてくれる趣味のことを伝えていけばいいのです。そしてもちろん、人として文化的、社会的にどのように成長してきたかということも。

あなたが、一家にまつわる物語や、信仰、行事、しきたりなどを伝えていけば、あとに遺された家族は自分自身の歴史や生い立ちやルーツへの理解を深められるでしょう。それに、あなたと過ごしたかけがえのない時間や絆を思い出すこともできるでしょう。前の世代の人々の努力があったからこそ、今、自分が存在しているのだ、と実感できるようになるからです。

さらにそこからは、一族や共同体に何世代も受け継がれてきた伝統や行事とのつながりを、守っていこうという意識も芽生えてくるでしょう。連綿と受け継がれてきた、太く賢い絆の一部としての自分――その意識があれば、死別の孤独にさいなまれたときでさえ、つながりを見失わずに済むのです。

今はまだ、ご家族があなたの人生の物語を必要としていないとしても、いつまでもそのままだとは思わないでください。いつかあなたがいなくなれば、あなたの話を懐かしむ人は必ずいるはずです。この章の冒頭でお話しした、気難しい年頃のジョージでさえ、ある日の昼下がり、幼い頃のブカブカ靴での脱走劇を語ってくれた私の母のことを懐かしんでくれたのですから。

過去とのつながりを求める気持ちは、誰もがもともと持ち合わせています。みんな自分の家族のことを知りたいのです。どんな人たちだったのか、何が好きで何が嫌いだったのか、どこで働き、何を信じ、何を学び、何に情熱を燃やしたのか。

第二章でも触れた、保険会社アリアンツのアメリカでの調査で、「価値観や人生の教訓」を知りたいと答えたのは、（私の予想どおり）年配者よりも、成人した子どもたちのほうが多いという結果が出ています。調査対象者の七五パーセントが、家族に永く受け継がれるべき遺産として、両親の思い出ばなしや知恵を知りたいと答えています。ただし、そうやって人生の物語や教訓を分かち合うことが、語り手側にとっても救いになることは、必ずしも認識されていませんでした。年配者や、人生の終わりにさしかかっている人々の一番の悩みは、自分の人生は無駄だったのではないか、意味がなかったのではないかという思いです。

スピリチュアリティと医療との融合に関する草分け的存在であり、世界的にも高名なクリスティーナ・プチャルスキー博士は、啓発的な著書『A Time for Listening and Caring（耳を傾け、思いやるとき）』（未訳）の中で、こう述べています。

「誰もが意味や目的を探し求めています。それが見つからないと、抑うつ状態や不安になる場合もあります」

死を前にしたとき、人は、達成感を求める気持ちを強め、自分の人生に対してこんな疑問を持ち始めます。

- 自分はなんのために生まれてきたのか？
- 何かをなしとげたのか？
- 自分の存在意義とは何か？
- 自分にとって大切なものとは？
- 人生で何を学んだのか？

人は誰しも、こうした疑問の答えを知りたいと思うようになり、自分の存在意義を見つけられなければ、人生が無意味なものに見えてきて、精神的、感情的に苦しむのです。そこには、人生には何かしら意味があるはずだ、という強い思いがあります。プチャルスキー博士は、旅立ちを覚悟した人々と接していて、こんなことに気づいたと言います。

「患者さんたちが最もよく直面する精神的な問題は、人生に意味や目的を見つけられないことからくる絶望、落胆、罪悪感などです。あるいは、他人や神とのつながりを感じられないこと、他人や神へ怒りを覚え、見捨てられたという気持ちになることです」

人生最後の日々に、こうした無駄な苦しみではなく、安らぎに包まれるよう、私たちはより深い意味を見つけ出し、自分が価値ある存在だということを知らなければなりません。では、どうすればそれができるのでしょうか？　どうやら、その解決策はすでに誰もが手にしているようです。老年学の専門家、ゲーリー・ケニヨンとウィリアム・ランデルは、共著『Restorying Our Lives: Personal Growth Through Autobiographical Reflection（人生を語る――自分史の作成による心の成長）』（未訳）の中でこう書いています。

「結局、人生に意味と癒しをもたらしてくれる最も豊かな資源を、人はすでに所有しています。つまり、人生という物語の原料は、あなたの中に（たいていは手つかずの状態で）埋蔵されているのです。それは、人生の奥深く、長い年月をかけて何層にも蓄積されてきた膨大な原稿であり、人生そのものを作り上げているものです」

どんな人生も誰かの役に立つ

人は、これまでに自分が積んできた経験、身につけた価値観、学んだ教訓を振り返ることで、人生により深い意味を見つけることができます。ただし、その発見をほかの人間に伝えてこそ、物語は完結します。さまざまな出来事を思い返してみると、悩み苦しんでいた、どん底の時期でさえ、それほど悪くはなかったと思えてくるのではないでしょうか？　困難に直面したせいで新たな扉が開かれ、人としての成長をうながされたり、あるいは信念が深まったり、まったく自信がなかったことに自信が持てるようになったり。

あなたも過去をたどってみれば、環境だけでなく自分自身の選択によっても、人生が形づくられてきたことに思い至るでしょう。はたしてこの人生に意味はあったのか、死後も自分を覚えていてくれる人はいるのだろうか、そんな疑問と向き合ううちに、そういえば、笑顔一つで誰かの一日を明るくしてあげられたこともあったな、と気づくのではありませんか？

そうやって自分が重ねた成功や挫折、手に入れた知識、訪れた場所、果たしてきた役割を振り返り、誰かに伝えていこうとするその行為が、人生の物語を紡《つむ》ぐことになります。ほかの誰でもない、あなただけの経験、あなた自身の人生が、意味を持つようになるのはそのときです。自分が学んだ教訓をなんとかして伝えていこうとすることで、あなたが失ったものや得たものが、誰かにとって価値を持つようになるわけです。

そうして、自分の経験――どれほど壮大だろうとささやかだろうと――が、誰かの役に立つと知ったとき、とても重要なことに気づくでしょう。どんな過《あやま》ちや後悔や失望があろうと、あなたが歩んできた人生は、誰かにとってかけがえのないものになりうるのだと。

私たちが人生で経験したことの大半は、なんらかの形で残されます。あるものは感情や記憶として人の心に刻まれ、またあるものは手紙、日記、文書などの形で記録されるでしょう。

いつか、それらが、遺された家族にとても重要な意味を持つ日が訪れます。だから、ご自身の思い出は、「こころの遺産」の一部として、必ず組み込んでおいてください。どうか、物置やガレージの片隅に埋もれさせないでいただきたいのです。ましてや、自分の胸の内にしまい込んだままでは、いけません！

確かに、自分の回想録や個人的な思い出に立ち入られるのは、気持ちのいいものではないかもしれません。でも、やがて最愛の人たちがその宝ものを見つけ、手にしたときの喜びを想像してみてください。きっと、気まずい思いなど吹き飛んでしまうでしょう。

母の日記が出てきたあと、弟とそのフィアンセは、寒い冬の夜、肩を寄せ合ってそれを読みふけったものです。そこには、一〇代の終わり頃の母の、少々きわどい冒険談が綴られていました。ある魅力的な若者に「キスの雨をたっぷり降らされた」などという体験を、まさか自分の息子とその婚約者に読まれようとは……。そんなことを知ったら、母はきっと顔を真っ赤にしたでしょう！

でも、誰かに見られるのが嫌だからと事実に手を加えたり、もっとひどいことに、日記を破り捨てていたりしたら、ジェイコブの婚約者は、義理の母になるはずだった女性の、人となりを絶対に知り得なかったでしょう。どうか、遠い将来、あなたのお孫さんが、おばあちゃんやおじいちゃんの素晴らしい人生の物語に夢中になっている姿を思い浮かべてみてください。きっとお孫さんは目を輝かせていることでしょう！

もちろん、人生の物語や教訓を伝える手段は日記だけではありません。けれども、日記とは書き手が本心を明かす場ですから、当然、ありのままが伝わります。もし、絶対に知られたくないエピソードや秘密があるなら、別の方法を考えればいいでしょう。自分一人の胸にしまっておきたい部分は明るみに出ないように、日記以外の手段を取ればいいのです。たとえば、自伝やエピソード集のような形でまとめるというのも一つの手です。あるいは、ビデオカメラで短編映画やドキュメンタリー風に教訓的な話を撮影してもいいかもしれません。

あなた自身の「声」が聞きたい

今からなんてまだ早い、と思わないでください。「それ」がやってくるのは遠い未来ではありません。

物語を伝える方法はいくらでもあります。芸術的なセンスをお持ちの方は、スクラップブックや写真アルバム、または両方の組み合わせを作ってみるのもいいでしょう。特に絵を描くのが得意なら、マンガや絵で伝えるという手もあります。私が相談者によくおすすめしているのは次のような方法です。

- 短いエピソード集
- 日記
- マンガ
- 絵
- コラージュ
- 詩
- ビデオ
- 写真アルバム
- 自伝
- スクラップブック
- 回想録
- ウェブサイト
- 録音されたもの
- お芝居

人生の歩みとともに記録していく、という方法を取る人も大勢います。教訓的な出来事や大きなイベントがあるたび、その特別な思い出を保存できるように、ビデオや写真に収めておくのです。そのつど記録するようにしているのは、いつか記憶力が衰《おとろ》え、思い出がぼやけてしまったら、という不安があるからです。それはそれで賢い選択でしょう。なぜなら、年齢を重ねたり、重い病気にかかったりすれば、記憶が定かでなくなり、明確に伝えられなくなる、という事態も当然起こりうるからです。

では、物語づくりに取りかかる前に、どれくらいの時間が割けるのか、どのようなスキルや道具が利用できるか、そして、遺される人たちにとって、どのような形のものが最適かを考えなければなりません。

お子さんが小さい場合には、感動的なお話や短いエピソードを集めたものが効果的ですが、成長したお子さんの場合、自伝的なスタイルのほうがふさわしいでしょう。幼少期、小学生から学生時代、結婚するまで、新婚時代など、年代を区切って、大きな出来事やエピソードの詳細を記していくという方法もあります。イラストや写真を添えてもいいでしょう。とんでもないヘアスタイルにとびきりファッショナブルな格好をしていた一〇代の頃の写真を入れておくと、大ウケすること間違いなしです！

また、周りの人に、あなたの人生をどう思っているか尋ねてみてください。物語に別の視点が加われば、それだけ厚みが増します。紙とペン、あるいは録音用の機材かビデオカメラを持って、親戚や同僚や友だちにインタビューしてみてください。誰もがあなたにまつわるエピソードを一つや二つは持っているはずです。最初は遠慮がちでも、冷えたコーラやビールを片手に話し始めたら、もう止まらないでしょう！

回想録や自伝をすでに書き上げているという方は、机の片隅でほこりをかぶらせておかないで、この際、出版してみてはどうでしょうか。今は、手頃な値段で一冊から印刷に応じてくれる、プリント・オン・デマンドと呼ばれる方法があります。アップル社のiPhotoのようなソフトや、Inkubook、Shutterflyといった無料のサイトを利用してフォトブック（写真アルバム）を作ることも可能です。ネットで検索して、自分に合った方法を選択してください。

CDやDVDに人生の物語や写真を収め、将来、家族や友人を驚かすためのプレゼントとして取っておくのもいいでしょう。文章を書くのが苦手なら、誰かに代わりに書いてもらうという方法だってあります。人生で学んだ教訓や知恵の言葉をあなたから聞き出し、ビデオに撮って、それをもとに物語にまとめてくれるというサービスです。

どんなところでサービスを提供しているか知りたいという方は、巻末の「おすすめのウェブサイト」か、www.realizethegift.comをご覧ください（英語のみ）。

あるいは、英国のベッキー・ウィリアムソンの例が参考になるかもしれません。ベッキーは、三歳になる愛娘コートニーを遺し、一〇代の若さで肺ガンのために亡くなりました。子どもというのは母親のことを知りたがるものですが、コートニーもきっとそうなると考えたベッキーは、自分自身について伝えていこうと思い立ちます。

自分がどんな人間で、何を信じているか、そして一番伝えたかったのは、どれほど娘を愛しているか、成長を見守れなくなることがどれほど悲しいか。

ガンと診断されてからまもなく、ベッキーはコートニーとの暮らしぶりをビデオに収め始めました。撮影はのべ一〇〇時間にも及び、素晴らしい人生の物語が出来上がりました。きっとコートニーにとって、一生の宝ものになることでしょう。

このときに大事なのは、どのような方法を取るにしても、あなた自身の「声」を伝えなければなりません。最初のうち、自分とは違う別の誰かに置き換えて、気持ちを表現しようとする人がよくいます。照れ隠しのためだったり、奇をてらってのことだったりしますが、遺された人たちは、別の誰かの「声」など聞きたくはありません。相手は、あなたが愛し、信頼している人たちなのですから、直接語りかけるようなつもりで書いたり、話したりしてください。そうすれば、あなたらしい「声」が相手の心に響くはずです。

受け取る人のことを思い浮かべ、いつものように面と向かって話しかける様子を想像するのです。相手は、いつもどおりのあなたの声を繰り返し聞きたがっているのだということを、どうか忘れないでください。

頑張って人生の物語を作り上げたら、安全に保管し、意図した相手にきちんと渡るようにしなければなりません。信頼の置ける誰か、弁護士、助言者、親友などに託すといいでしょう。

高齢や、なんらかの理由で、自力で物語を形にできないという人もいるでしょう。その場合は、私がハンブリーおばあちゃんのときにやったように、誰かに書き留めてもらうという方法があります。

　当時、祖母は乳ガンを患っていました。しかも九四歳という年齢を考えると、迷っている暇などありません。さっそく私は、かばんにペンとノート、録画用の機材を詰め込み、準備万端整えて祖母のところへ乗り込みました。お茶を飲みながら、おばあちゃんに今までの人生について話してくれないかと聞くと、快く応じてくれました。

　それからの二日間、私はありとあらゆる質問をぶつけ、とことん話を引き出しました。祖母は、ファーストキスのことから、夫と娘（私の母）を亡くした悲しみまで、何もかも話してくれました。そのつど、二人して声を上げて笑ったり、涙をぬぐったりしたものです。

　それから、最初についた仕事のこと、祖国オーストラリアのこと、二六歳のとき「無上の喜びを追い求め」、一カ月半かけて遠洋定期船オリアナ号で英国に渡ったときのこと、それは最愛のジェントルマン、つまりおじいちゃんと結婚するためだったこと。

　また、祖母が意外にも音楽好きだということも分かりました。それまで、祖母が楽器を演奏しているところも、ニュース以外のラジオ番組を聞いているところも見たことはありませんでした。さっそく私は、祖母がよく聞いていたというクラシック音楽のＣＤとプレーヤーを持ち込みました。曲が流れ出したとたん、祖母の曇りがちだった青い目に輝きが戻りました。ＣＤ

が終わったところで、私がスイッチを切りましょうか、と尋ねると、「とんでもない！　もう一回かけてちょうだい」と言います。ならばもう一回……。その晩と翌日は、穏やかな調べの中で時間が流れ、やがて三日目、祖母は亡くなりました。

祖母の最期のひとときをともに過ごし、彼女の物語を書き留められたことに、私は心から感謝しています。それからというもの、手遅れになる前に一族の歴史を記録しておこうと、親戚じゅうの、ほぼ全員にインタビューしています。

将来、きっと私の子どもや、孫や、ひ孫たちは、「おやすみなさい」の前に聞く家族の物語を好きになってくれるでしょう。中でも、一カ月半もの船旅の末、愛する男性の胸に飛び込んだハンブリーおばあちゃんの物語は、みんなの大のお気に入りになるに違いありません。

さて、こうして九四歳の祖母でもちゃんと物語を遺せたのですから、あなただったら、もっと楽にできるのではありませんか？

伝えたいことは何ですか？

物語を伝える手段が分かったところで、では、実際に何を伝えるべきか、そして最愛の人たちはどんなことを聞きたがるのかが問題になってきます。一人の人間の人生を語り尽くそうとすれば、中央図書館なみの書棚を一つ用意しても、まだ足りないかもしれません。

ですから、作り始める前に、主要となるテーマを絞ったうえ、どんな話なら興味を持ってもらえそうかを知っておく必要があります。もちろん、好きなように選んでもいいのですが、理想を言えば、一族にまつわる教えや文化やしきたり、そしてあなた自身が人生で学んだ教訓などが分かるようなエピソードを選ぶといいでしょう。

遺された人たち、特にお子さんたちが、よりよい人生の選択を行う際に役立つようなアドバイスを盛り込んでみてはいかがでしょうか。でも、「こころの遺産」作りに決まった方程式はありません。ご自分の直観に従ってくだされぱいいのです。

それでもまだ、なんだか厄介そうだと思っている方のために、次のような質問リストを用意しました。これらの質問をヒントに物語づくりに取りかかるのもいいし、誰かにインタビューしてもらうのもいいでしょう。

結局、あなた以上にあなたの人生を知っている人はいないのです！　質問の答えを日誌の形にして遺し、将来、サプライズ・プレゼントとしてご家族の手に渡るようにしてもいいかもしれません。では、始めましょう！

- 今までで一番思い出深い瞬間、または出来事はなんですか？　そのことから何を学びましたか？

- あなたにとっての英雄《ヒーロー》は誰ですか？　そして、その理由は？
- 友だちや家族から、どのような価値観を学びましたか？
- 一族に受け継がれている重要な伝統や儀式とはなんですか？　その理由は？
- 一番の親友は誰ですか。その理由は？
- 愛と許しについて、どんなことを学びましたか？
- お金に関して学んだ最大の教訓とはなんですか？
- これまでの人生でなしとげた一番素晴らしいことはなんですか？
- 生まれてから今までに起きた歴史的な出来事のうち、一番影響を受けたのはなんですか？
- どんなふうに世界が変化したとき、一番うれしく思いましたか？
- どのような仕事の道を選びましたか？　なぜその道を選んだのですか？
- 職業上の目標や理想を満たすことができましたか？
- これまでにやったことの中で、一番クリエイティブなことはなんですか？
- これまでの人生で、特につらい時期に、あなたの心の支えになった信条（信仰）はなんですか？
- 人のどんなところ（性質）を重視しますか？　三つ挙げてください。
- ほかの人から学んだ最大の教訓とはなんですか？
- 自分の性格のどんなところが一番嫌いですか？　また、好きですか？

- 今までに大きな間違いや判断ミスを犯したことがありますか？　あるとしたら、どのように対処しましたか？
- 外国へ行ったことがありますか？　あるとしたら、異なる文化から何を学びましたか？
- 人生で得た教訓のうち、若者へ伝えたいと思うものを三つ挙げてください。
- 自分自身や、歩んできた人生の、どんなところが好きですか？
- 仕事でもプライベートでも、どんなことで人の役に立ってきましたか？
- 自分の人生のどんなところが人と違うと思いますか？
- 人々の心に何を遺していきたいですか？

第八章　音楽に思いをこめて

言葉にならず、さりとて黙してもいられぬ何かを、音楽なら伝えられる。
——ヴィクトル・ユゴー（フランスの詩人・小説家）

歌の力には、いつも驚かされます。ほんの少し口ずさんだだけで、とたんに暗い気持ちが上向いて、まさに、今泣いたカラスがもう笑っている状態になるのですから！　単純なメロディだろうと、フルオーケストラの演奏だろうと、音楽は人の気分を変え、さまざまな感情——笑い、興奮、不安、涙、深い安堵感——を引き出します。悩み多きティーンエイジャーが、救いを求めて音楽専門チャンネルのMTVにはまるのもうなずけます。音楽は、精神に作用するドラッグのようなものです。だから中毒になる人があとを断ちません。

業界のレポートによれば、私たちが音楽に使うお金は年間一七〇億ドルにのぼるとか。なんと医薬品に対するよりも多くのお金を音楽につぎ込んでいるのです！　ただしそれには、ちゃんと理由があります。処方薬でも麻薬でも、およそ薬と名のつくものは副作用を伴いますが、その点、音楽なら心配いりません。イヤホンで脳内に注入しても大丈夫！　それどころか、音楽学者、神経科学者、音楽家、心理学者たちは、ある種の音楽が心身両面の健康によい影響を与えるとも言っています。音楽は体と頭と心を癒し、行動を改善するのです。

音楽の効果を確信した人たちの中には、実際、歌の力を使って人々を癒し、刺激し、鼓舞している人たちがいます。その最たるものが音楽業界でしょう。

映画にしても、映像にふさわしい音楽なくして成功はありえません。だから、監督は作曲家との緊密な連携プレーをはかり、意図した感情を観客から引き出すために、場面にぴったりのメロディを作り上げようと努力するのです。場面と音楽が調和しなければ、作品の味わいは一変してしまうでしょう。

音楽の持つ偉大な力

映画『タイタニック』で、レオナルド・ディカプリオとケイト・ウィンスレットが船の舳先《へさき》で両手を広げて立っていた場面を覚えているでしょうか？　全編を貫いていたあのテーマ曲が、セリーヌ・ディオンの「マイ・ハート・ウィル・ゴー・オン」ではなくて、ロックバンド、コールドプレイの「ドント・パニック」だったら、どうでしょう。ロマンチックな雰囲気など消し飛んでしまいそうです。

いや、そうでもない？　ならば、音声を消して映画『ジョーズ』を鑑賞してみてください。ジョン・ウィリアムズによる、「ダー、ダン、ダー、ダン……」というあの名曲がなければ、どうなっていたことか。海中から現れる巨大なヒレも単なるゴム製にしか見えなくて、スピルバーグが狙ったような恐怖感ではなく、滑稽《こっけい》さが漂ってきそうです。企業の中には、こうした音楽の威力にさらに探りを入れるため、巨額の資金を投入しているところもあります。

ある大手ファストフード企業などは、大金をつぎ込んで、顧客の行動に及ぼす音楽の効果を調べました。すると、ＢＧＭのテンポによって顧客の食べるスピードが劇的に変化することが分かったのです（今度、ハンバーガー店へ行って、しっとりしたＢＧＭが急にアップテンポの曲に変わっていても驚かないでください。そこには、お客さんがパパッとハンバーガーを平らげて、すみやかに次の人にテーブルを明け渡してほしいという狙いがあるのです！）。

昔から、音楽が人々の気分や行動を左右することをよく心得ていた組織もあります。たとえばロンドンの地下鉄。第二次世界大戦中、英国政府の指示のもと、地下鉄の駅は威勢のいい音楽を流していました。それは、空襲から避難してきた市民たちの士気を高めるためでした。

なんとなく憂うつなときでも、音楽を聴けば、驚くほど簡単に明るさを取り戻せます。というか、そうならずにいられないのです。みじめでみじめで仕方がないとき、人間はその憂《う》さを晴らそうと、歌に救いを求めてきました。聞き始めて数分も経たないうちに、抑え込んでいた感情が解き放たれて、涙があふれてきます。

失恋などの手痛い別れを経験したとき、落胆する知らせを聞かされたとき、音楽という薬でみずから傷を癒そうとする人もいます。たとえば、シックの「エブリバディ・ダンス」のようなノリのいいダンス音楽。そんな薬をひとつぶ飲めば、思わず踊り出したくなるでしょう。

アップビートな曲を聴いていると、人生はつらいことばかりではないということを思い出します。浮き立つようなリズムに合わせて踊りまくっているうちに、最悪だと思っていた知らせも、それほどではないような気がしてきて、なぜか立ち直れるのです。たいていの人は、音楽には気持ちを鼓舞する力が備わっていることを直観的に知っています。けれども、なぜそうなのかということを必ずしも理解しているわけではありません。

心を癒やすメロディ

過去一〇〇年ほどのあいだ、科学者、心理学者、神経科学者、音楽学者たちがともに、「音楽療法」と呼ばれる分野の研究に力を入れてきました。音楽を聞くと、なぜ心の傷が癒され、幸せな自分に戻れるのかを探るためです。この研究のおおもとには、音楽療法の父祖とも言われるピタゴラスの発見があります。

ピタゴラスは紀元前五〇〇年頃、ギリシャのデルフィで古代神秘学を実践しながら教えてもいました。その教えとは、楽器で正しいコードの連続、つまり旋律を奏で、それを患者に聞かせると、脳波、発汗、鼓動に影響を及ぼし、治癒をうながす特定の反応を引き起こせるというものです。

それから約二〇〇〇年後、オランダの科学者クリスチャン・ホイヘンスは、そこに物理的な法則が働いていることを発見しました。「同調化」として知られる法則です。同調化とは、振動の異なる二つの物体を並べたとき、振動の弱いほうが強いほうに合わせて振れるようになることを言います。つまり、ある状態(不調和)から別の状態(調和)へと自然に移っていくのです。ホイヘンスは振り子時計を設計しているときに、偶然そのことに気づきました。振り子時計をいくつか並べておいたところ、最初はバラバラだった揺れが、数時間後にはきれいに揃っていたのです。リズムのはっきりした音楽を聞いたときの私たちにも、まさにそれと同じことが起きます。リズムに刺激されて脳波が同調し、集中力が高まったり、勘《かん》がさえたりするのです。逆に、ゆったりしたリズムは、落ち着いた瞑想のような状態を引き起こします。

ある種の歌がラジオから流れ出したとたん、憂うつな気分を吹き飛ばしてゴキゲンになれるのは、そういうわけだったのです。力強い歌詞が高次元の意識に共鳴して勇気や創造性を高めるのも、優しいメロディが心身をリラックスさせて気持ちを落ち着かせるのも、こうした原理からきています。

このプロセスは、「同質の原理」とも呼ばれ、音楽療法士や音楽学者は、まさにこの原理に基づいて、患者の心身の健康にポジティブな影響を与えるために音楽を利用しています（まさにピタゴラスと同じ）。音楽の力には、こんな威力があります。

- 抑え込んでいた感情やこれまで表に出せなかった感情が解放される。
- ネガティブな感情をポジティブに変える。
- 元気になったり、落ち着いたりする。

ロンドンのゴールドスミス大学の心理学者トマス・チャモロ＝プレムジック博士は、「音楽嫌いだろうとなんだろうと、人は誰でも音楽に心を打たれる可能性を秘めています。ただし、ふさわしい歌を選んだ場合ですが」と言います。

プレムジック博士は、感情を調整するための音楽の利用（たとえば、つらい一日のあとに気分を盛り上げる曲を聞く、学習ツールとして音楽を生かすなど）について大々的な調査を行い、その結果を『The British Journal of Psychology（英国心理学ジャーナル）』と『Psychology Today Magazine（心理学トゥデイ）』に発表しました。

また、アメリカ音楽療法学会は、悲嘆や抑うつに苦しんでいる患者が音楽療法によく反応することを報告しています。音楽によって、悲しみから立ち直るために必要な心身両面の健康が大幅に改善されるのです。たとえば、次のような効果があるとされています。

- ストレスおよび関連の症状がやわらぐ。
- 記憶力がアップする。
- コミュニケーションが改善する。
- 感情をうまく表に出せるようになる。
- 気持ちが高揚し、幸福感が増す。
- 創造性と自己表現力が向上する。
- 心身両面の苦痛が緩和される。

遺族は、悲しみを乗り越えるまでの「リアクション（反応）」と「リフレクション（思案）」

の段階で、ネガティブな感情（恐怖、怒り、嫉妬《しっと》、非難、後悔、憎悪、罪悪感など）を抱《いだ》きやすいものですが、それらを表に出し、発散させることが特に重要です。

誰かに不快な思いを抱かせたくない、あるいは、心の奥底を人に知られたくないという思いから、とかく、こうした感情にはフタをしておくものです。無理に栓をしておけば、のちのち、身体的、精神的、心理的な問題となって現れ、「危険地帯」へ、つまり未解決の異常な悲しみを抱えた状態へと、簡単に陥りやすくなるのです。

そこで、感情の栓抜きとして登場するのが音楽です。あなたも、あとに遺していくご家族の心と体の健康のために、映画監督にでもなったつもりで楽曲や歌を選んでおいてはどうでしょうか。「こころの遺産」に音楽を盛り込んでおくと、あの世からでも家族を慰めることができます。感情の自由な表出をうながし、苦しみをやわらげると同時に、深刻な健康上の問題へと発展するリスクを減らすこともできます。

それに、音楽はあなたとの絆を保つ助けにもなります。時の流れとともに、大切な思い出も徐々に色あせていきますが、音楽があれば、あなたと過ごしたかけがえのないひとときを心に刻み、記憶にとどめ、思い起こすきっかけになるでしょう。

あなたにも、昔よく聞いていた歌が流れてきたとたん、一足飛びで当時にタイムスリップしたという経験がありませんか？　たとえば、あこがれの誰かとようやく二人きりになれたときの光景や匂いや感覚が、たちまちよみがえってきたという覚えは？　窓から差し込む月明かりの中、バリー・ホワイトが歌う愛のテーマをバックに、固く抱き合ってステップを踏みながら、二人の将来を思い描いたあの夜のこととか。

感謝の気持ちを歌にのせて

では次に、時計を三〇年後まで進めてみましょう。結婚し、子どもをもうけたあなたは、末永く幸せに暮らせるものだと思っていました。ところが、あるときを境に物事がうまくいかなくなります。それ以来、自問自答しながら必死で人生を立て直そうとしてきました。

「このまま二人でやっていけるのだろうか。それとも別れるべきだろうか」

ある日、用事があって出かけていくと、行く先々でスピーカーというスピーカーが、まるで示し合わせたかのように、同じ音楽を流し始めます。車にガソリンを入れに行っても、スーパーで買いものをしていても、それどころか、病院の待合室にいるときでさえ、聞こえてくるのはあの夜の愛の歌です。すると脳裏には初めてのデートの記憶が――二人でゆっくりと家路をたどったあの夜の服装から、うっとりするような香り、耳元のささやき、固く握った手の感触までが、一気によみがえってくるのです。

そうやって初めての抱擁を心に描いていると、恋に落ちずにいられなかった理由を思い出します。二人で刻んだ歴史を捨て去ることなどできないと気づいたとき、胸の鼓動は高鳴り、思わず笑みがこぼれるでしょう。そして、これからは、あのときの歌を思い出しながら、もっと寛容な人間になろう、と決心するのです――。

古い記憶さえも、いとも簡単に呼び覚ますことができる歌。その力には驚かされるばかりです。歌というきっかけがなければ、とっくに忘れ去られていた思い出もあるでしょう。時とともに記憶が薄れ、あなたという大切な人の面影がぼやけていく、それこそが遺族を苦しめる問題です。あなたらしさや独特の愛情表現、そんなものさえも、遺された人たちにとっては次第に思い出しづらくなるのです。

確かに、時は偉大な癒し手ですが、それと同時に壊し屋でもあります。あなたとのつながりを実感させるものの多くを遺族から奪っていくからです。遺されるのが幼いお子さんの場合、損失は、なおさら大きくなるでしょう。

遺族にとって、それほどもどかしく、つらいことはありません。あなたという大切な家族との絆を断たれ、自分自身の生い立ちの記憶が薄れていくのですから、帰属意識（アイデンティティ）が揺らぐとしても、おかしくはないでしょう。あなたとの思い出を刻み、絆を作る時間が限られていたために、大人より子どものほうが、いっそう苦しめられるのです。

したがって、幼いお子さんやお孫さんを遺していかなければならない場合、あなたとの絆が希薄にならないよう、何かしら手を打っておく必要があります。そのとき、音楽にまつわる思い出があれば、かけがえのない記憶を守り、よみがえらせることができるのです。

こうした「音楽による思い出づくり」がひらめいたのは、母への感謝のしるしを用意していたときのことです。私がまもなく二一歳の誕生日を迎えようという頃、母は、おそらく、それがともに祝うことのできる最後の誕生日だと思ったのでしょう、娘のために盛大なパーティを企画してくれました。病気を押して、パーティの準備にとてつもないエネルギーを注いでくれたのです。そんな母に私は、いったいどうすればありがとうを伝えられるでしょうか。

パーティのことだけでなく、生まれてから二一年間にしてくれたあらゆることに対して、感謝の気持ちでいっぱいでした。プレゼントを渡すくらいではとうてい足りません。母への感謝と信頼とを伝えたい、ガンと闘う姿にどれほど勇気づけられたか、母の娘に生まれてどれだけ誇らしく思っているかを知ってほしい、そう思ったのです。

しばらく方法を探しあぐねていたとき、「そうだ、歌なんかどうだろう?」と思いつきました。それからの数日は、友だちのCDコレクションをあさることになりました。けれども、私の気持ちを代弁してくれるような歌は見つかりません。

ところが、ある朝、ラジオを聞いていると、「これだ!」という曲が流れてきたのです。心に深くしみいる歌詞で、なぜか、こちらの言いたいことがすべて詰まっていました。さっそく友だちのサラに誕生日パーティで歌ってくれないかと聞くと、快く応じてくれました。

当日、集まったのは親しい友だちや家族が五〇人ほど。みんなで料理を食べ、（伯父が気前よく振る舞ってくれたワインとシャンパンのおかげで）すっかり盛り上がったところで、いよいよ私からプレゼントを渡すときです。部屋じゅうが静まり返る中、私は向かい側に座っていた母に呼びかけました。

「ママ、今までたくさん愛してくれてありがとう。信念を貫き、困難と闘うママは、私にとって常に人生の素晴らしいお手本です。一〇代の頃はずいぶん心配をかけたけど、いつも見守ってくれてありがとう！　今までしてくれたことにはいくら感謝してもしきれません。どうか私からのプレゼントを受け取ってください。ママへの感謝と信頼のしるしです」

続いて、ステージに登場したサラが、ソロで歌い始めました。バックに流れるのは、マライア・キャリーの「ヒーロー」のアコースティックバージョンです。

この歌に込められた、「ひるむことなんてない、あなたは生き抜ける」、「そのとき真実に気づくでしょう、ヒーローはあなたの中にいることを」というメッセージを聞いているうちに、私は悲しみと敗北感に圧倒されました。母が生き抜くことなどできないのは分かっています。さよならの時が迫っていたのですから。

涙が頬を伝い、見回せば、誰もが泣いていました。

歌が終わり、鳴りやまぬ拍手の中、私は部屋を横切り、我が家の「ヒーロー」をぎゅっと抱きしめました。濡れた頬を寄せると、母が耳元でささやきます。

「ありがとう。あなたを愛しているわ。そのことを忘れないでね」

それ以来、今でも「ヒーロー」が聞こえてくると、私は思わず手をとめて歌に聞き入ってしまいます。あの日の思い出がはっきりとよみがえってきて、母にまた抱きしめられているような感覚になるのです。涙をたたえた大きな緑色の瞳も、腕のぬくもりも、まるでまだそこにあるかのように。すると、母がくれた安心感に満たされて、自然と笑みがこぼれます。こうして歌の力を借りて思い出を作ったおかげで、あの大切なひとときは私の中で永遠に生き続けることとなりました。

思い出を奏でる選曲

時が経つにつれて気づいたことがあります。昔よく家族で聴いていた音楽が流れると、知らず知らずのうちに気分が上向いてくるのです。母は歌うのが好きな人で、特に車で長旅に出たときなどは歌いどおしでした。もっとも、一〇代だった弟と私はうんざりしていたのですが。

ミュージカルの『キャッツ』から『南太平洋』、『サウンド・オブ・ミュージック』まで、延々とメドレーを聞かされていると、二人とも指で耳に栓をして母をからかったものです！

当時は、母がお気に入りの歌に込めたメッセージに気づいていなかったからでしょう。まさか、あとになって私がその歌のお世話になろうとは思いもしませんでした。母がよく歌っていた『南太平洋』の「あの人を忘れたい」の有名な一節「あんな男のことは洗い流そう」が、驚くことに、この頭に残っていて、失恋のたびに立ち直る力をくれたのですから！『サウンド・オブ・ミュージック』の主人公マリアへの賛歌「すべての山に登れ」にも、勇気づけられるようになりました。悲しみに胸を締めつけられ、物事がとうてい好転しそうに思えないときでさえ、その歌を聞くと、気持ちが持ち直してくるのです。

母は別れ際に特別な「愛のメッセージ」を遺してくれたわけではありませんが、その母のお気に入りだった音楽を聞くたび、私はこうして励まされてきました。だから、あなたにも音楽の力を大いに利用していただきたいのです。

悲しみに沈む大切な人たちに、喜び、希望、勇気を与えるような曲を、今から選んでおいてはいかがでしょうか？　ふさわしい曲を聞けば、ご家族も「これからはきっとうまくいく」「人生はつらいことばかりではない」という気持ちになれるでしょう。

アップルの iTunes のような音楽ストアから楽曲をダウンロードし、ひとまとめにＣＤにコピーしたり、iPodやmp3のプレイリストを作成したりしておくのはいかがでしょうか（もちろん、著作権の侵害にあたらないように注意する必要があります）。あるいは、ショップでCDを購入してもいいでしょう。また、作曲の才能をお持ちの方なら、自分で歌を作って録音し、将来訪れる誕生日や記念日、結婚式や卒業式などの重要なイベントのサプライズ・プレゼントとして保管しておいてはどうでしょうか。あるいは、お気に入りの歌を演奏してもらうようにバンドを手配しておくとか。

どの方法をとるにしても、メッセージが適切に伝わる歌かどうかを慎重に考えてください。ある人の耳には心地よい音楽も、別の人には騒音にしか聞こえない場合もあるからです。愛する人々の心に響く音楽であること、あなたの気持ちを代弁している歌詞であることに、注意を払いましょう。受け取る側は、それがあなたからの最後のメッセージだと思うはずです。だから、相手がその歌をどのように解釈するかを考えておくことが重要です。

ふさわしい音楽を選ぶのは案外難しいものですが、ボストンのバークリー音楽院の音楽療法学科主任教授スザンヌ・ハンザー博士も、こう語っています。

「何年も研究してきて分かったことですが、この曲さえ聞けば、どの人も一律に気分が晴れるとか、リラックスできるというものはありません。重要なのは、なじみ深さ、音楽の好み、その音楽がどのような思い出、感情、イメージを連想させる性質のものかです。クラシック音楽でリラックスする人もいれば、プログレッシブ・ロックのムーディー・ブルースが好きな人もいるのです。だから的確な選曲が鍵を握っています」

あなたの選んだ曲が思いどおりの音を奏でてくれるよう、次の質問を参考にしてください。

- どのような意図でその歌を選ぼうとしているのですか？
- どの媒体が適していますか？
- 聞き手はどのような音楽が好みですか？
- その曲を聞いたとき、相手はあなたのどんなことを連想するでしょうか？
- その曲は甘い思い出を呼び覚ますでしょうか？　それとも苦い思い出でしょうか？
- その曲は相手にとって特別なものですか？　それとも自分にとって特別なものですか？
- 聞き手はその曲に励まされるでしょうか？
- 気分を高揚させるような歌詞ですか？　それとも気分を落ちつかせるような歌詞ですか？
- 相手の自尊心にどのような影響を与える曲だと思いますか？
- 聞き手の抑え込んでいた感情を解き放ってくれるような歌詞ですか？

自分を思い出してもらうための曲を選ぶのは、簡単でしょう。自分の好みを考えればいいのですから。しかし、聞き手の気分を上向きにするような音楽を探すとなると、少々厄介です。おびただしい数の歌の中から、聞き手の心を癒したり、慰めたり、励ましたりする曲を選びだすのは至難の業です。選曲のヒントにしていただくため、私の経験上、効果が大きかった「トップ10」をご紹介したいと思います。思ったような曲が見つからなくて困っているという方は、もう心配いりません。このリストから選べばいいのですから。

おすすめの楽曲トップ10

- **渋い歌声のナット・キング・コールによる名曲「アンフォゲッタブル（Unforgettable）」**
長年連れ添ったパートナーに向けて、自分がこれからどこへ行こうと、「あなたを永遠に忘れない」というメッセージを伝えるのに理想的な一曲。

- **R&Bシンガー、R・ケリーが歌う「アイ・ビリーヴ・アイ・キャン・フライ（I Believe I Can Fly）」**
聞き手の年齢に関係なく、自信と自尊心に強く訴えかけるメッセージ性を持った曲。

- **ロックの大御所ロッド・スチュワートの「フォーエヴァー・ヤング（Forever Young）」**

あとに遺していく人たちを思いやり、信頼の気持ちを伝えたいときにおすすめしたい一曲。

●次代のピアノマンと呼ばれるベン・フォールズの「オールウェイズ・サムワン・クーラー・ザン・ユー（There's Always Someone Cooler Than You）」

誰もが知的で魅力的な存在だということを思い出させてくれる歌。

●R&Bの歌姫ローリン・ヒルの「フォーギヴ・ゼム・ファーザー（Forgive Them Father）」

思いがけない死別を体験すると、怒りや憤《いきどお》りといった感情を抱きやすいもの。そうした感情の解放に、うってつけの一曲。

●シンガーソングライター、クリスティーナ・アギレラの「ザ・ヴォイス・ウィズイン（The Voice Within）」

「ヤング・ガール」という呼びかけで始まり、自分の直観（心の声）を信じることの大切さを教えてくれる歌。自分の娘やガールフレンドを勇気づけたいときに最適。

●八〇年代に活躍した二人組ティアーズ・フォー・フィアーズの「シャウト（Shout）」

タイトルに「叫べ！」とあるとおり、本当に感情を吐き出したくなる楽曲。一人で車を運転しながら、ボリュームを最大にして聞くのに最適。

●ロックバンド、コレクティブ・ソウルの「ハウ・ドゥ・ユー・ラヴ（How Do You Love?）」

遺族にとって、最も重要な疑問「どう愛するのか？」を問いかける一曲。

●有名な劇中歌「ユール・ネヴァー・ウォーク・アローン（You'll Never Walk Alone）」

もともとミュージカル『回転木馬』のために書かれた曲で、「嵐が来ても、希望を胸に、顔を上げて歩いていこう」という歌詞は、聞き手を選ばず、心に強く響くはず。

●ジョー・コッカーのバラード「ユー・アー・ソー・ビューティフル（You Are So Beautiful）」

「美しすぎて」なんて言われたら、どんな女性も喜ぶこと間違いなし！

第三部

実践する

第九章　安らかな最期のために

死をもってしても賢人の不意を打つことはできない。その人はいつでも旅立つ覚悟ができているからだ。
——ジャン・ド・ラ・フォンテーヌ（フランスの詩人）

最近は何を買っても、必ず「免責条項」とかいう但《ただ》し書きがついてくるのではないでしょうか？（この本もそうだったりして）ともあれ、その手の説明文には、たいてい不吉な警告が並んでいるものですが、意外なことにこれは、商品やサービスを提供する側が責任逃れのために書いているわけではありません。むしろ、あなたのようなエンドユーザーを守るために書かれているのです。

断り書きの第一の目的は、その商品なりサービスなりの限界、使用上の注意、身体的または心理的にこうむるかもしれない害について、あなたに知らせておくことにあります。ですから、必ず読んでおくべきです。知っていれば、使用の際に正しい決断を下せ、思いがけない事故や好ましくない目に遭う確率を減らせるでしょう。

「人生」という名の贈りものにも、但し書きがついてきたらどんなにいいでしょう。たとえば、こんなふうに。

①重要！　ユーザーの責任で使用を開始し、用法をお守りください。頭金不要。買い取り不要。全責任はユーザーが負うものとします。ユーザーによる、この世でのいっさいの行動および無行動について、その責任を他人に負わせることはできません。

②人生における不備、過失、不履行によって、直接的、間接的、偶発的、必然的に発生した損害の責任は、ユーザー自身が負うものとします。

③ボディの状態はユーザーご自身が維持管理してください。通常使用による摩耗はご容赦ください。ユーザー自身が手入れを怠ったために人生をまっとうできなかった場合、特殊な事情を除き、当方では責任を負いかねます。

④生命に関してなんらかの支援を必要とする場合には、しかるべき専門家に相談し、その助言に従ってください。

⑤天災、事故、不可抗力、法執行機関または犯罪者の行為によって、途中で人生が打ち切られる場合があること、それ以外の場合でも、いずれは満了の日を迎えることをご了承ください。

⑥ユーザーが人生の終了に向けて計画と準備を怠った場合、ご自身およびその関係者が、心理的、肉体的な苦痛などの好ましくない事態を経験する可能性が高くなることをご理解ください。

好むと好まざるとにかかわらず、私たちには責任があります。自分自身に対してだけでなく、愛する人たちに対しても。しかし残念ながら、そのことを必ずしも真剣に受けとめているとは限りません。但し書きの最後の条項⑥に書かれているようなアドバイスをしばしば取り合わず、準備も計画も怠るのです。おそらく、自分の人生の終了が家族や友人にどれほどの衝撃を与えるかを理解していないためか、さもなければ、いまだに「それ（死）」を大きな黒い影か何かのように恐れているためでしょう。

もちろん、そういうことをしていると、暗闇に取り残されるのはむしろ遺族のほうです。なんの支えも知識もなく、要するに、おびえきった状態に置かれるわけです。

快適な旅のルートを見つける

人生の節目となるような大きな出来事が控えているとき、人は、なるべくその事情に通じておきたいと思うものです。事前に情報を集めておけば、最善の決定を下せるし、経済的、精神的、感情的、肉体的な負担となるような間違いを犯さずに済むからです。

だからこそ、ボーイスカウトの「準備せよ」というモットーよろしく、誰もがさまざまな講座や教室に参加したり、パンフレットやビデオやガイドブックで勉強したりして、準備を整えようとするのです。

たとえば、オンライン書店アマゾンの検索ボックスに「備える」というキーワードを打ち込んでみてください。出産、結婚、定年、離婚、転居、転職、開業などに「備える」ための本が何百タイトルも出てくるでしょう。けれども、喪失や死別に備えるための本となると、数冊しか見つからないかもしれません。一年間に五六〇〇万件もの命の契約が満了するというのに、なんだか妙な話です。

前出の『悲しみに「さよなら」を言う方法』の著者としても有名な、ジョン・W・ジェイムズとラッセル・フリードマンはこう言います。

「私たちは死と向き合う準備ができていません。ケガの応急手当の方法はたくさん教わるのに、喪失、死、離婚、心の傷への対処方法については、あまり知らないのです」

なるほど、これはギャラップ世論調査の結果とも符合するようです。その調査では、アメリカ人の七〇パーセント以上が、苦痛や孤独のうちに亡くなるのが恐い、またはお別れを言えずに亡くなることが恐い、と答えています。

しかも、これはアメリカだけの現象ではありません。英国の慈善団体ディグニティ・イン・ダイイングが行った調査でも、英国人の三人に一人が、親しい人に看取《み》られずに死んでいくのを恐れていることが判明しました。

ただし以前はこうではありませんでした。そう遠くない昔までは、ほとんどの人が自宅で家族や友人に見守られながら自然に亡くなっていました。ところが、この一〇〇年ほどのあいだに、死は老人ホーム、病院、ホスピスに外注されるようになり、それに伴って、人は、自宅という慣れ親しんだ場で起きる、この複雑で重要な出来事から学ぶ機会を奪われたのです。

もちろん、さまざまな「進歩」はありがたいものですが、その便利さと引き換えに何かを失ったことも、私たちは自覚しなければなりません。現代人の多くにとって、死は謎だらけの出来事になってしまいました。

大昔、人々は、人生を旅立つ人のために完璧に準備を整えてやろうとしました。彼らは魂の生まれ変わりを信じ、死とは、おそらく別の姿になって、ドアのこちら側からあちら側へ移動するようなものだと考えていたのです。

たとえば、紀元前一六〇〇年頃の古代エジプトでは、あの世で死者が困らないように、食料、宝飾品、人形、指示書などが一緒に埋葬されていました。

死者が「葦《あし》の原野」と呼ばれる楽園へ無事にたどり着き、そこで神々の加護のもと、「クウ」という不死の魂へと変容して豊かに暮らせるように、神々への賛歌、死者を守るための呪文、合言葉、ヒントなどが添えられました。

それらは最初、墓に刻まれていましたが、やがて巻物に記され、棺《ひつぎ》に収められるようになりました。これがのちに『死者の書』として知られるようになった呪文集です。

キリスト教徒はさらに一歩先を行きました。中世ヨーロッパでは、黒死病（ペスト）の猛威にさらされて以来、「よりよい死を迎えるための作法」を意味する「Ars Moriendi（死の技）」、すなわち『「往生術《おうじょう》」を伝授する手引書』が作られたのです。一四一五年頃に誕生したこの手引書には、人生の最期に備える際の宗教的、肉体的、感情的、現実的な側面に関する助言が書かれていました。

このマニュアルは最初ラテン語で記されていましたが、やがてヨーロッパの主要言語に翻訳されると、社会に浸透していきました。残念ながら、その後、この優れた手引書のエッセンスは失われ、忘れ去られてしまいましたが、だからといって、私たちは「もしも」のときに対して、相変わらずなんの知識も準備もないままでいていいわけではありません。むしろ、この問題に対して新たなアプローチを探らなければならないのです。

そこで私からおすすめしたいのは、未知の世界を切り開く開拓者たちを見習う、という方法です。

新たな冒険やプロジェクトの準備をする際に、まず優先されるのは、自分自身とチーム双方（ここでは、あなたとあなたの家族）のリスクを最小限にとどめようとすることです。教育、意志伝達、評価によって、起こりうるすべての事態を予想し、調査し、検討し、備えておくわけです。

すでに一部の人々は、同じような道をたどってきた人々と集い、質問を交わしながら、苦しみや過ちを減らす方法を探っています。なるべく快適で安全な旅を実現できるようなルートを見つけたいと思うからです。

そのような試みは、話し合いなくしては、なしえません。各自が知識と恐れとアイデアを分かち合い、計画を見直し、ガイドラインを作り、最適な行動指針を打ち立てて合意するのです。

そして、チーム・リーダーが、これでもう準備は整った、なんでもかかってこいと思えるようになったとき、ある種の心の安らぎが手に入ります。

あなたも、「もしも」のとき、つまり自分の命を他者の手に預け、未知の世界に踏み出す段階が来たときのために、開拓者にならって、リスクや落とし穴について知っておきたくはありませんか？　自分にどんな選択肢があるかを知りたくはないですか？　ご自分のチームに頼りになる人はいるでしょうか？　準備に付き合ってほしいと思う相手は？　どうすれば旅を快適にできそうですか？

もちろん、そうした問題をぎりぎりまで放っておくという手もあります。でも、それでは自分にとっても、愛する人々にとっても、大きなストレスとなるでしょう。ダライ・ラマ一四世がソギャル・リンポチェの名著『チベットの生と死の書』（講談社）の序文で書いたこんな助言に耳を傾けてみてください。

「私が考えるに、死との付き合い方にはふたつある。ひとつはあえて無視する。もうひとつは自分がいつかは死ぬのだという事実を正面から見すえ、死がもたらす苦を最小限におさえようと努める」

さて、あなたはどちらを選びますか。未開の地の開拓者たちがやってきたように、自分自身とチームのためを思って、みずから死出の旅に備えておくのか、それともただ黙ってなりゆきを見つめて過ごし、いざそのときがきたら、いっさいを他人まかせにするのか。

先手を打ってリスクを回避する

「それ」と向き合うことにした人は、大胆な選択を行います。旅じたくに万全を期すことで、安らかでなごやかな最期を迎えられる条件を整えていくのです。それをしなければ、いずれ何一つ決断が下せないほど心が不安定な状態に陥ったり、人生の終末につきものの数々のプレッシャーにさいなまれたりするかもしれないからです。そのときになって、ようやく人は、「死ぬのはこんなに大変なことなのか、と気づくのだ」とサンフランシスコの禅ホスピス・センターのジェニファー・ブロック師は言います。

「死は、受け身で過ごせるプロセスなどではありません。そこには、生化学的、生物学的、肉体的、精神的、感情的、霊《スピリチュアル》的な意味合いの、さまざまなプロセスがかかわっているのです。しかし、病気という試練にさらされ、死期が近づいた患者さんは、何か新しいものを取り入れられるような状態ではなくなります」

死自体は、とても穏やかな出来事です。しかし、そこへ至るまでの過程での覚悟や心身両面での浮き沈みはつらいものになりがちです。たいていの人は、死を不快なものと思い込んでいますが、実際には、死に至るまでの感情的、精神的な苦しみこそが難題なのです。

それなのに、現実には、旅じたくを整えておこうとする人はほとんどいません。末期の病と診断された人や、日頃から危険を伴う仕事についている人のように、必要に迫られない限り、取り組もうとしないのです。

助言を無視して、ぎりぎりまでしたくをせずにいると、大きなリスクを冒《おか》すことになります。たとえば、大きな病気にかかるまで、あるいは高齢になるまで先送りしていて、いざそのときを迎えたのでは、正しい判断が下せないかもしれません。突如として時間との競争に巻き込まれ、感情の高ぶりと恐怖とで、自分の意思を明確に伝えられなくなることだってあるのです。そこに病気という身体的な制約が加われば、まったく不可能ではないにせよ、意思伝達は、なおさら難しくなるでしょう。

たとえば、インフルエンザにかかったときのことを思い出してください。きつかったのではありませんか？　気力をふるい立たせることすらかなり難しいうえ、思考能力が衰えて、何が自分にとっていいことなのか、適確な判断が下せなかったのではありませんか？

では、ちょっと想像してみてください。あなたが大きなケガか病気をして、モルヒネのような鎮痛剤で頭がボーッとしていたり、生命維持装置につながれていたりするとしましょう。そんなとき、物事のよい面と悪い面を秤《はかり》にかけて判断すること、つまり自分の望みをはっきりさせることが、いかに難しくなるか。
想像したくもない光景かもしれませんが、いずれ遅かれ早かれ向き合わなければならない問題なのです。

もしあなたが大きな事故に遭ったら、判断はご家族にゆだねられるでしょう。あなたの日頃の健康状態や、これからのケアをどうするかについて医師から次々と質問され、あなたに代わって、いっさいの決定をまかされることになるのです。もちろん、ご家族自身がまだ事故のショックに苦しんでいる最中だというのに、です。

そんなときあなたは、自分の気持ちを伝えられず、（事前に決めておけたかもしれない）判断を人まかせにしたきり、ただ横たわっていたいでしょうか？ それとも、自分がどんな最期を希望するかを事前に表明しておきたいですか？

選択のための三つのステップ

選ぶのはあなた自身です。そのためには考えなければならないこと、知らなければならないことがたくさんあります。

たとえば場所の問題です。自宅、ホスピス、病院のどこで最期を迎えたいですか？ 治療はどこまで受けますか？　薬剤、栄養だけ、水分だけ、それとも何もしない？　家族のこと、特に幼い子どもたちのことはどうしますか？　臨終の場面に立ち会わせますか？　立ち会わせないなら、誰に面倒を見てもらいますか？

こういうことを自分の責任で事前に明らかにしておくのは、意外にも簡単です。人生の終末を三つの期間「①準備」「②旅立ち」「③その後」に分けて、必要な事柄を決めておけばいいのです。

①準備

これはあなたにしかできません。「まさか」のときに備えるのは、あなた自身の責任です。突然の病に倒れたり、事故に巻き込まれたりしたとき、どうしてほしいかを考えてみましょう。参考までに考えておくべき問題をいくつかリストアップしました。

- これまでに、自分は、そうはなりたくないという状況を目にしたり、聞いたりしたことがありますか？
- そういう最期も悪くない、自分も見習いたい、と思うような話を聞いたことがありますか？

- 医療についての事前指示書やリビングウィル（生前遺言）を作って、万一、自分が意思決定できない事態に陥ったときのために、代わりに判断してもらう人を決めておきたいですか？
- どのような状態になったときに、延命治療をやめ、自然になりゆきをまかせたいですか？
- 聖職者やスピリチュアル・カウンセラーに死に水を取ってもらいたいですか？
- 加盟している医療保険が長期治療や緩和ケアについてどのような条件を設けているか、知っていますか？
- 治療を受けている期間、家族やペットの面倒は誰が見てくれますか？

②旅立ち

もちろん、「それ」がいつ来るかは分かりませんが、好ましく、品のいい最期を迎えることを期待できないわけではありません。事前に決めておけることはたくさんあります。一番気になるのは、精神的、感情的、肉体的な苦痛を減らせるかどうかではないでしょうか。誰もが、尊厳とプライバシーが守られ、できるだけ苦しまずに穏やかに逝きたいと思うものです。

ホスピスでも自宅でも、静かな場所にいる自分を想像してください。くつろげて、安全で、あなた自身と大切な人たちへのケアが行き届く場所であることが肝心です。友人や家族に囲まれて、自分の思いや心配を気がねなく伝えられ、体の苦痛はもちろん、心の痛みも理解してくれる、優れた看護師のケアが提供される場所です。

実際に少し探してみるだけで、たくさんの選択肢があることにきっと驚かれると思います。地元の病院やホスピス、老人施設などを見学することだってできます。

もちろん、行ってみたら気に入らなかったという場合もあるでしょう。だからこそ、時間とエネルギーがあるうちに、ほかの選択肢を知り、自分に合った場所を見つけておくことが重要なのです。

ただし、今はふさわしいと思っていても、状況が変われば、そうでなくなる場合もあります。そのときには、自分の希望どおりには、いかなくなるかもしれません。たとえばどこかで事故に遭えば、最寄りの病院や施設に運び込まれるでしょう（もちろん、ずっとそこに居なければならないわけではありませんが）。

だから、どのような選択をするにしても、必ずご家族に知らせておくなり、リビングウィルや事前指示書として記録しておくなりしてください。自分の望まない場所で、親しい人にも看取られず、恐れを抱いたまま人生を終える必要などまったくありません。

ならば、人の手を借りて、旅立ちをポジティブでなごやかなひとときに変えられないか、キャンドルを灯したり、代替療法、音楽、マッサージ、祈り、儀式を取り入れたり、それどころか歌ったり、踊ったり、抱きしめたり、絵を描いたりして、自分の望むとおりの旅立ちを実現できないか、と思うかもしれません。

たいていの人は、家族、友人、セラピスト、ヒーラー、聖職者に見守られて逝きたいと思うようです。でも、あなたが望むなら、一部の病院、ホスピス、慈善団体が行っている「特別な付き添い」サービスを利用することも可能です。終末期の人々にそういったサービスを提供している団体を探して相談するのもいいでしょう。

死期が迫ると、多くの人がさまざまな個人的、感情的な問題に直面するものですが、そういう問題を乗り越えるためのサービスを必要とするかもしれません。家族や友人はもとより、医師や看護師でさえ、死にゆくプロセスについては誤解や知識不足があり、そうした問題に関しては助けにならないことが多いからです。『Sacred Dying: Creating Rituals for Embracing the End-of-life（神聖なる死——終末期を飾る儀式）』（未訳）の著者メゴリー・アンダーソンはこんなふうに語っています。

「怒り、恐怖、悲しみ、罪悪感といった重荷から解放されることが、死への準備として重要です。自分が過去にしたことや、しなかったことに対して強いわだかまりを抱いている人と、私はよく出会います。その中には、恐怖感や罪悪感を手放すことができず、安らかな死を迎えられない人もいます。その罪悪感とは、ほとんどの場合、愛する人との関係性からきています。

そして恐怖の大半は神にかかわるものです」

旅立ちのときが近づくと、どんな人でも、生活のリズムや時間の感覚が一変してしまいます。時間が大幅に縮む――見えない時計が残り時間をせわしなく刻むような感覚がする――か、反対に、根《こん》くらべに付き合わされるように時間が引き延ばされた感じがして、しばしば苦痛にさいなまれるかのどちらかです。

検査、説明、報告、調査、診察、治療、投薬などのために延々と待たされ、いえ、もしかすると、あとは死を待つだけという心境かもしれません。無意識のうちに、ファイナル・カウントダウンが始まり、「いったい残り時間はどれくらいなのか」という思いが、心と頭から離れなくなるのです。母は、私宛ての手紙でこんなふうに書いています。

ジェミニへ

あのね、こんな状態になってからも、ママはあなたの足をできるだけ引っ張りたくないと思ってきたわ。でも、昨日の夜、あなたが夏のアルバイトでしばらくフランスへ行くかもしれないと言ったとき、正直言って落ち込みました。

今朝は五時に目が覚めて、そのことを考えたら泣けてきたわ。

ジェミニ、お願いだからそばにいてちょうだい。

時間がもったいないと思うの。あなたにとっても私にとっても。

それに、いつかフランスどころか、世界じゅうどこへだっていける夏が来るはずよ。

もし私が死んでしまったら、弟のジェイコブだって、あなたに近くにいてほしいと思うでしょうし。

いつもたくさんの愛を込めて。

母より

こうした不安定な状況に置かれると、人は新たな現実と向き合わざるを得なくなります。そして、ものの見方やニーズや優先順位の変更を迫られるのです。恐怖の対象、信念、価値観、行動パターンが変わり、別のことに気持ちが向かうようになります。すると関係者それぞれの要求のバランスをどう取るかが問題になってきます。

母の要望で、その夏、フランスは「遠きにありて想うもの」になりました。でも、自宅に残って世話をすることを選んで、よかったと思います。亡くなったのは、それからほんの数カ月後でしたから、母娘にとって、本当に貴重な時間になったのです。

その頃になると、次々と見舞いに訪れる同僚や友人や親類の対応に追われていたうえ、定期的な検査、測定、化学療法、はたまた奇跡を期待しての新たな薬の投与などで、またたく間に時間を奪われていきました。

ご想像どおり、さまざまな方面からの要求があると、身内だけで過ごす時間を見つけるのはとても難しくなります。そんなときは、愛する人たちのために水入らずの特別な時間を作ることを優先すべきです。

ただし、自分に正直になることを忘れないでください。自分のニーズが満たされてこそ、ともに歩んでくれる人のことを考える力や余裕は湧いてきます。未開の地の開拓者のように、避けられない事態のために自分でできる準備をすべて整えておけば、心の安らぎが得られるうえ、「その後」へ向けて最愛の人たちが覚悟できるように助けてあげられるのです。

③その後

ここまでですでに、あなたが旅立ったあとに愛する人たちが直面すると思われる問題をかなり取り上げてきました。でも、さらにお話ししておきたい領域がいくつかあります。「コミュニケーション」がその一つです。

あなたの旅立ちは、誰にとっても心を大きく揺さぶる経験になるでしょう。たいていの人（なんの苦労もなく感情を表現することができる人も含めて）が、その経験をきっかけに恐怖を覚えたり、以前から家庭内でくすぶっていた問題に火がついたりして、家族間のコミュニケーションがぎくしゃくしてくるのです。

そんなときは、家族を支援してくれる助言者や、プロの悲嘆カウンセラーの出番です。感情を素直に表す方法や、死別後に立ち現れてくるかもしれない許し、怒り、罪悪感にまつわる問題への対処法を教えてくれる人が必要とされるのです。

ちなみに、ホスピスの大半は死別前後の悲しみについて、患者さんとその家族にサポートを提供していますが、通常の病院では、あまり行っていません。

あなたが亡くなると同時に、あなたのことをどうするかという問題は、普通、遺された人たちにバトンタッチされます。けれども、あなたを失った直後で悲しみに浸っている遺族は、葬儀の手配などに、てきぱきと取りかかれるものではありません。もちろん、あなた自身が準備を整えておくこともできますが、それについては次の章で詳しく取り上げることにします。

その前に、私自身の話を少しさせてください。これを読めば、あなたの死後、最愛の人たちが直面するかもしれない問題について、多少なりとも理解していただけると思います。

誰もが受け入れられるエンディングに

母は、ホスピスに一週間くらい入っていました。そこでは申し分ないケアを受けていたのですが、最後は本人の希望で自宅へ戻りました。すでに容体は悪化し、一日中、意識が遠のいたり戻ったりしていました。

その母を、彼女のパートナーであるフランシスと協力して、二階の寝室へ運びました。私は、シーツを首のところまで引っ張り上げてやりながら、「おやすみなさい、ママ」と言うと、役割が逆転していることに気づきました。母が子どもで私が親のようではありませんか。

結局、激痛に耐えながら壮絶な闘いを繰り広げてきた母は、その夜、眠ったまま穏やかに亡くなりました。

翌朝、私たちは母のベッドの端《はし》に腰かけ、しばらく目の前の光景に見入っていました。少しかしげたその顔には、優しく安らかな笑みが浮かび、かつてピンク色に輝いていた肌は、今はまるでマダム・タッソー博物館の、ろう人形のようにくすんでいます。命のない抜け殻でした。けれども、そんな母はとても穏やかに見えました。死体とはさぞかし恐ろしいものだと思っていた私は、あまりの自然さに驚かずにはいられませんでした。そこに、私の知っている母はもういませんでした。だからこそ見ていられたのでしょう。

ところが数日後、こうした穏やかな別れの思い出が台無しになったのです――。

最後のさよならを告げに葬儀社に足を運んだ私たちは、キャンドルの灯った小さな霊安室に通されました。生前からエンバーミング（遺体防腐処置）を頼んでいた母は、白いサテン地が張られた棺の中に納められ、芳《かぐわ》しいピンクのバラとローズマリーの枝で飾られていました。

私が選んだドレスをまとい、祈るように両手を胸の前で組み、頭をふんわりと枕に載《の》せています。とても血色がよくて、最後の半年間に見慣れていた母よりも、むしろ生き生きとしているくらいです。化粧を施したその顔は輝いていて、ああ、なんという美しさでしょう。私は息を飲みました。もしかしたら、また、あの緑色の瞳をぱっちり開き、いたずらっ子のように笑いながら「ジャジャーン！」と飛び起きてくるのではないか、そう思ったほどです（もちろんそんなことにはなりませんでしたが）。

「誰かがママになりすましているんだわ。だって死んでいるようには見えないじゃない！」

とても、数日前までベッドに横たわっていたあの女性には見えません。すぐにでも手を伸ばして抱きしめ、愛していると言いたいくらいでした。

そこで、フランシスと弟のジェイコブが席をはずすのを待ってから、私はさっそく棺の上に身をかがめ、お別れのキスをしました。……でも、そんなことするんじゃなかった！

見た目は生き生きとしていても、あの温かかった肌が石のように冷たいのです！　なんという裏切りでしょう！　ショックと不快感でいっぱいになりました。
あの朝、見送った母は、とても現実的で穏やかそのものでした。だからこそ私も死を受け入れられたのです。それなのに、目の前の、いかにも生き生きと健康そうに作られた遺体は、かつての母を思い出させるばかりです。虚しい期待を抱かせないでほしかった！　私の心は、かき乱されるばかりなのです。

もちろん、誰もがこういう思いをするわけではありません。たとえば、悲惨な事故に巻き込まれたようなご遺体には、きめ細やかなプロの技が大いに役立ちます。そういう場合、「ありのまま」を見せないのは、きわめて望ましくもあり、当然のことでもあるでしょう。

けれども、私たちは無条件に思い込んではいないでしょうか。うわべを取り繕えば、あたかも死そのものをなかったことにできるかのように。

そんな幻想にしがみついているのは危険なゲームにほかなりません。真実が分かったとき、騙されていたように感じ、自分の浅はかさにがっかりするだけです。

だからこそ考えていただきたいのです。あなたは人々に自分をどんなふうに覚えておいてもらいたいでしょうか。どのような最期を飾りたいでしょうか。それは、遺族の心に長く残るものだということを覚えておいてください。

ちなみに、『ニューヨーク・デイリー・ニュース』のコラムニスト、ジル・ブルックの助言も、大いに参考になるでしょう。著書『Don't Let Death Ruin Your Life（悲しみに負けないで）』（未訳）の中で、ジルはこう書いています。

「死にゆく人が一番恐れているのは何か、医師や看護師、ホスピス・ワーカーやセラピストに尋ねてごらんなさい。きっと、同じ答えが返ってくるでしょう。たいていの人は、死を避けられないものとして受け入れるようになります。死にゆく人々は、死を恐れてはいません。彼らは、忘れられることを恐れているのです」

第一〇章　人生の卒業祝い

我が葬儀ほど盛大な命の感謝祭はないだろう。誰もが喜ぶに違いないからだ。
――ルイス・マウントバッテン卿（英国人・最後のインド総督）

何事も「個人の《パーソナル》」時代です。買いものはパーソナル・ショッパー（代行業者）におまかせ。パーソナル・トレーナーの指導のもとパーソナル・ディベロプメント（自己啓発）に励み、パーソナル・コンピュータを叩いてパーソナル・スタイリストを探し……とまあ、パーソナルを数え上げたら、きりがありません。

最近は、たいていのサービスや商品に「個人のニーズに対応した何々」という謳い文句がついてきます。選択肢があること、しかも豊富にあることが優先される世の中になりました。選択の幅が広がったのは、金融サービスやパソコン、デパートの品揃えだけではありません。近頃は、人生のフィニッシュの飾り方についても、個人のニーズに合った方法を求める人が増えています。

たとえば最近、ある大会社の経営者が亡くなった際、遺族は、父親が好きだったゴルフコースの一八番ホールで葬儀を営みたいと言い出したそうです。日曜日ごとに故人が通いつめていた、ゆかりの場所だからだとか。そうかと思えば、街の中をハーレー・ダビッドソンでブッ飛ばしながら、親友の遺灰をまきたいと希望した団体もあるそうです。

興味深いことに、葬儀社のほうでも、こうした顧客の好みの変化に対応しようと進化をとげています。その柔軟な対応ぶりは、結婚式やパーティのプランナーにも引けを取らないようです。

全米葬祭業者協会の会長で、自身も葬儀社を営んでいるボブ・ビギンズは、最近、アイスクリーム売りのハリー・イーウェルという男性のために、とても個性的でユニークなお葬式を手がけました。ハリーの移動販売車を先頭に参列者の車が連なり(訳注：アメリカでは葬儀の際、長い車列がパトカーに先導されながら、ゆっくり進んでいく光景がしばしば見られる)、式のあとには参列者一同に棒つきアイスキャンディが振る舞われたそうです。

「凝りすぎだろうと言われれば、それまでですが、私たちのビジネスは社会全体を反映しています。今の消費者は自分らしさを大切にします。ライフスタイルへのこだわりがあるのです。だから、生前、情熱を傾けていたものを連想させる何かを盛り込みたいと希望されます。それがたまたま、ゴルフだったり、編みものだったり、刺繍だったりするわけです」

「あなたらしい」葬儀はいかが？

お葬式の思い出は、当然ながら、あなたが遺していく人たちの心に長く残ります。だから葬儀はあなたらしさを反映し、生前の功績——あなたがこの世にもたらした生命、血のつながりや愛情によって築いた人間関係、人々と分かち合った知恵や仕事のことなど——を称《たた》えるものでなければなりません。

それに、あなたの教訓や思いを伝える場でもあるべきです。それは、聞かされる人によっては耳に痛いものかもしれないし、一生の宝ものになるかもしれません。いずれにせよ、毎分毎秒あなたが下してきた選択は、あなたの人生を作り上げ、この世であなたに与えられた特別な時間を物語っています。葬儀の日は、そんなあなたの足跡や人柄が称賛されるべき日です。

ところが、ほとんどの人は、自分がどんな最期を迎えたいかを考えようともせず、ましてや命の終わりを祝おうなどとは思いもしません。けれども、大切な自分の人生なのですから、本当は、称えられていいはずなのです。

最近では、多くの人が伝統の枠の外にも目を向けるようになってきました。教会のオルガン演奏をバックに、ありきたりの弔辞を読み上げられるより、自分らしい見送られ方を求める人が増えています。こうした変化が起きているのは、従来の流儀にのっとった葬儀が、遺族のニーズにそぐわなくなっているからでもあるようです。

昔は、故人と長い付き合いのある聖職者が葬儀を執《と》り行うのが普通でした。ところが現在では、人は成長して親から独立すると、地元を離れてしまいます。そのうえ、自分は「スピリチュアルな」人間だけれども、特定の宗教は信仰していない、と言ってはばからない人も多くなっています。

つまり、そういう人たちのお葬式は、たった五分かそこらの短時間、故人の来歴について説明を受けただけの見知らぬ人物が執り行うものになってしまったのです。それでは、個性のかけらもない、画一的な儀式と受け取られても仕方がありません。

遺族にとってそれは耐えがたいことでしょう。悲しみをいっそう深め、大事な最後のお別れを茶番劇にされたように感じるかもしれません。なんとも残念な話です。避けられない事態ではないのですから。

英国のバース大学で、死と社会に関する研究所（ＣＤＡＳ）の教授を務めるトニー・ウォルター博士は、著書『Funerals and How to Improve Them（よりよい葬儀を行うには）』（未訳）の中でこう述べています。

「必ずしも、宗教的な儀式を行わなければいけないというものではありません。讃美歌も、宗教的な建物も、棺も、葬儀屋もいらないというなら、それでもいいのです」

つまり、すべてあなたのお好きなように、ということです。お葬式は、別れを伝える一度きりのチャンスなのですから、自分に合った方法を選ぶべきです。しかも、こうした姿勢は保守的な人たちのあいだでさえ、歓迎されつつあります。

先日、ユダヤ神学校のカーシュナー師は、ある少年のお葬式に立ち会いました。少年の棺には、級友たちの手で絵が描かれていたそうです。まるで、骨折した人のギプスの寄せ書きみたいに、自由に鮮《あざ》やかに彩られていたとか。

「普通、ユダヤ人は無地の木製の棺で埋葬されるものですが、幼い参列者たちにとっては、そうやって棺を飾ることが、ごく自然な葬送のあり方だったのでしょう」

このように、最近では宗教界のほうでも、教義や法律と矛盾しない限り、葬儀に個人の好みを取り入れる用意はあるようです。

こうしたトレンドをよそに、自分らしいお葬式を計画せず、必要な判断を最愛の人々にゆだねたまま逝ってしまう人が、いまだにいます。

終末期には、ただでさえ決めなければいけないことが多いのに、家族や友人、特に配偶者や成人した子は、また一つ大きな重荷を背負わされることになります。大切な人を失っても、おちおち悲しみに暮れてもいられない、いわゆる、「遺族のジレンマ」に直面するわけです。

あなたの愛する人たちにそんな思いをさせないように、ご自分のお葬式、いえ、「人生の卒業祝い」を事前に手配しておいてはいかがでしょうか。そうすれば、あなたらしい葬送を実現できるうえ、ご家族の心理的な負担を軽くすることができるのです。

そう言われても、やっぱり気が進まないでしょうか？　ところが、私の相談者たちは、お別れパーティを考えるのを楽しんでいる方ばかりです。トニー・コーネリアもその一人でした。不幸にも食道ガンを患っていましたが、実にあっぱれな生き方を見せてくれました。余命数カ月、ことによっては数週間と知ったとき、みずから「人生の卒業祝い」の計画を立て、旅じたくを整えていったのです。

まず、自分の人生を伝えるビデオを作り、それから、二人の孫息子に将来知ってもらえるよう、気持ちをカードにしたため、絵を描き、メッセージを録音しました。なんという見事な遺産でしょう。でも、私が一番驚いたのは、彼が立てた「人生の卒業祝い」の計画でした。

トニーは、遺灰入れにするため、帽子の箱に自分で絵を描きました。川辺に柳の木が茂り、空高く一羽の鳥が飛んでいる美しい風景画です。フランス語の教師を引退して以来、トニーは毎日その川辺を散歩していました。柳の根元に腰を下ろして人生を振り返った、思い出の場所なのです。私が鳥について尋ねると、トニーはこう答えました。

「毎年春になると、柳の枝にとまっていた鳥だよ。あるとき、飛び立ってから、二度と戻ってこなかったんだ」

「卒業祝い」の計画や、これまでの人生のこと、どんな準備を終えたのかを話しているトニーは、悲しそうな顔をするどころか、瞳を輝かせていました。私が「なんだかとても楽しそうね」と言うと、満面の笑みといっしょに「君には見当もつかないだろうね！」という答えが返ってきます。

ずっと昔から未来を思い描いていたトニーにとって、実際にその未来というものがやってきたとき、家族と友だち宛てにこんな手紙を書くことも、ごく自然の流れだったのです。それは葬儀の式次第の中に収められていました。

愛する家族と友人の皆さんへ

私の人生を豊かにし、人生に対する理解を深めてくれた方々に、感謝します。あなたがたの支え、祈り、電話、手紙、抱擁とキス、そして特に優しさのおかげで、私は名誉と尊敬を感じ、自分が受け入れられ、愛されていることを知りました。

サン＝テグジュペリは『星の王子さま』の中で、「大事なものは目に見えない」と書いています。私にとって、その大事なものとは、名誉、尊敬、受容、愛です。

感謝を込めて。

トニー・コーネリア（一九三九年一月～二〇〇七年九月）

母が望んだ素敵なセレモニー

トニーやそのほかの多くの人たちと同様に、私の母も型どおりのお葬式を望みませんでした。誰もが全身黒ずくめで現れて、歌えもしない讃美歌に四苦八苦するようなお葬式は嫌だったのです。母が求めていたのは、自分がどんな人生を送り、何に幸せを感じたかが分かるようなイベントでした。

実を言うと、母は、亡くなる数カ月前から私たちに内緒で、「人生の卒業祝い」を計画していたのです。「私が旅立ったあとに開封すること」と記された封筒の中に、手書きの手紙が納められていて、そこに細かな指示が書かれていました。

流してほしい音楽、慈善事業への寄付、飾ってほしいお花、招待者の一覧、墓碑銘、朗読してほしい本や詩、さらには、ヘリウム風船（！）のこと、本当に何から何までです。私たちは驚くと同時にホッとしました。母の指示どおりに行動すればよかったからです。

それでも、リストに従って招待状を送ったり、母の希望する曲を探したり、葬儀社に足を運んで墓石を選んだり、牧師様に風船を持ちこむ許可をもらったり、なんとまあ、やるべきことがたくさんありました！

とはいえ、母を失った悲しみに飲み込まれそうになっていたとき、そうやって気を紛らわすことができたのは幸いだったのかもしれません。お葬式の日は、あっという間にやってきました。それは、母が亡くなってから一週間ほどあとの、一一月初旬の明るくさわやかな日でした。前日までの曇り空が嘘のように晴れ渡り、カーテン越しに日差しが注ぎ込み、いかにも母が喜びそうな、完璧なお天気です。

私は目が覚めたあともしばらく横になったまま、これから始まる不思議な一日のことを考えていました。興奮、寂しさ、不安、驚きが入り混じった、なんとも言えない複雑な心境で、母に永遠の別れを告げる日だということが、まだ実感できなかったのです。

教会へ入ると、何百人もの参列者がひしめいていました。母の希望どおり、誰もが明るい色の服を身にまとい、本当にお祝いに集まったみたいです。母が希望したヘリウム風船は、各列の信者席の端にリボンで結びつけられ、ふんわりと浮かんでいました。水色の風船は空を、緑は地球を、濃い青は海を象徴しています。こうした母らしい華やかな演出が、教会の、ともすると重苦しい雰囲気をやわらげていました。

レスピーギの組曲「鳥」をバックに通路を進んでいくと、私たちの視界に現実とは思えない風景が飛び込んできます。祭壇の前に置かれた母の棺は、ユリの花で美しく飾られ、頭上のステンドグラスからは神々《こうごう》しい光が降り注いでいました。私は涙をこらえるのに必死でした。

特に信心深いほうではなかった母は、教区牧師様に追悼説教をしていただく代わりに、参列者の中から三人の代表者に、自分の人生のさまざまな要素や功績を称えるスピーチをお願いしていました。

新聞社時代にジャーナリストの卵だった母を鍛えてくれた最初の上司テッド・コールマン、同僚のパメラ・アンハースト博士、そしてパートナーで親友のフランシスです。三人とも母にまつわるエピソードを披露しながら、母のさまざまな面を称えてくれました。作家または専門家としてのアンドレア・アダムズ、伯母または妹としてのアニー、そして、人々の友としてのトッティについて話してくれたのです。

そうした打ち明け話を聞いていると、泣き笑いの連続でした。今、喪失の悲しみに突き落とされたかと思うと、次の瞬間には、楽しかった思い出に眉間のしわが伸び、満面の笑みがこぼれてくるのです。

母は、ポピュラー三曲と讃美歌二曲を選んでいました。自分の気持ちを伝えてくれる歌だと思ったのでしょう。アイリッシュダンス劇『ロード・オブ・ザ・ダンス』の主題歌や、賛美歌「我が牧人は愛の王」を、参列者一同で高らかに歌い上げました。中でも強く心を打たれたのは、ミュージカル『ゴスペル』の「主の道を整えよ」や、ドン・マクリーンの「バビロン」、ミュージカル『ヨセフ・アンド・ザ・アメージング・テクニカラー・ドリームコート』の「ワン・モア・エンジェル・イン・ヘヴン」でした。

レセプションでは、みんなが素晴らしいお葬式だったと話していました。私の耳には、「こんなに楽しいお葬式に出たのは初めてだわ！」などという言葉も聞こえてきました。それを聞いたら、母もさぞかし鼻が高かったでしょう。どうやら何も心配することなどなかったようです。実際、遺族である私たちの期待を上回る出来でした。

どこを取っても、私たちが愛し、敬《うやま》った母の人物像を忠実に映し出している式でした。友人たちのスピーチは母の本質をよくとらえていたし、花々はその場を明るくしてくれました。墓碑銘も愛情深い母の性格にふさわしいものでした。そして例の風船は……そう、ちょっとした魔法の演出とでもいいましょうか、一風変わっているけれど楽しくていい、と言ってくれた方が少なからずいたのです。けれども、私たちは風船の本当の素晴らしさに、まだ気づいていませんでした。

埋葬には、家族とごく一部の親友が立ち会うというのが母の希望でした。葬送の列が教会をあとにする際、誰かが風船を持っていこうと言い出しました。なるほど名案だったので、さっそく信者席に結んであったのをほどき、一人が一つずつ持って棺のあとに続きました。うきうきした足取りで、笑いながら墓地へ向かう様子は、さながら誕生パーティ帰りの子どもの一団のようです。当然、道行く人々からは好奇の目を向けられましたが、それこそまさしく母の狙いだったのかもしれません。自分をダシにして、みんなに楽しんでもらいたかったのでしょう。

私たちは墓地までの道中、クスクスと笑いどおしで、足取りも軽く、ずっと母の存在を強く感じていました。ところが目的地についたとたん、ムードは一変し、墓穴を前にした私たちに重苦しい空気が一気に降りてきます。牧師様のおごそかな祈祷「これよりこの遺体を埋葬し、土は土に、灰は灰に、塵は塵に返す……」が流れ、棺が下ろされ、その上に私たちが母の希望どおりにバラの花びらをまくと、すべてが終わりました。

やがて弟のジェイコブが放った青い風船が、ゆっくりと舞い上がっていったときには、どれほどホッとしたことでしょう。すると、続いて、みんながそれぞれ握っていた手を緩《ゆる》め、風船を空に放ちました。

一陣の風にあおられて木の枝に引っかかった一つを除き、残りの二〇個ほどは、どんどん上昇していきます。黒く湿った地面から顔を上げると、視界いっぱいに広がる真っ青な空、それはまさしく母そのものでした。母の魂が踊りながら旅立っていきます。

誰もが見とれていると、空に打たれた点々は次第に小さくなり、やがて見えなくなりました。なんという崇高な眺めでしょう。何百回も埋葬に立ち会ってきた牧師様でさえ、言葉を失っていました。ようやく口がきけるようになってから、ひと言、こうおっしゃいました。

「おお、なんと美しい」

伝統と個性の絶妙なバランス

こうして一一月の晴れた日、私たちは母が希望したとおりに「人生の卒業祝い」を執り行いました。特別なひとときを楽しんでいる私たちを見たら、本人もきっと喜んだでしょう。素晴らしくかけがえのない一日になったのですから。

母の事前の計画のおかげで、私たちは大助かりでした。もしそれがなかったら、まったく違ったお葬式になっていたでしょう。それに私たちのプレッシャーも、かなりのものになっていたと思います。

もちろん、自分たちで手配しなければならないことも、山ほどありました。こちらが求めているようなＣＤやヘリウム風船やバラの花びらに葬儀社は対応できず、教会も音響機器を備えていませんでした。ただし、母は自分らしさにこだわる一方で、献花やカード、式次第、村のホールでのレセプションなど、しきたりも組み込んでいましたから、そういう伝統的な部分に関しては、牧師様と葬儀社にたいへんお世話になりました。

特に棺と墓石の選定という繊細な問題に際しては、思いやりあふれるアドバイスをいただき、どれほど助かったことでしょう。その墓石には、母の希望どおりにこんな文字を刻むこともできました。

子どもたちを愛し
多くの人々のために不正と闘った
アンドレア・アダムズ
ここに眠る
（一九四六年〜一九九五年）

母の場合、こうして教会の伝統をうまい具合に取り入れながら、自分の願いもかなえることができました。これは私たちの誰もが目指すべき点でしょう。もちろん、その際には、家族や宗教や地域社会のしきたりも反映させなければなりません。自分らしさを追求することは大切ですが、家族のニーズも尊重し、自分の決定があとに遺される人たちにどのような影響を及ぼすかも考慮すべきなのです。

たとえば、いくら好きだからといって、クイーンのヒット曲「地獄へ道づれ」を火葬場の礼拝堂で流したらどうなるでしょう。「また一人、誰かがくたばった……」という歌に送られながら扉の向うに棺が消えていくなどという演出は、もはやジョークと受けとめてもらえないかもしれません！

それぞれの宗教には、葬祭の儀式に関して明確な決まりごとがあります。それはおもに故人に敬意を表するためですが、同時に、遺された人たちの未練を断ち切り、悲しみを軽くするためでもあります。

儀式など画一的で退屈だと受け取る人がいる一方で、そうした儀式が神聖な雰囲気を醸《かも》し出し、癒しをもたらしてくれることも事実なのです。時を超《こ》えて受け継がれてきた伝統には、それだけ強い力があるという点を忘れてはなりません。

自分は特に信心深くないという方には、別の選択肢もあります。司祭やラビなどの聖職者以外の人にセレモニーの進行役を頼み、宗教色をいっさい持ち込まずに、希望どおりのお別れ会を取り仕切ってもらえばいいのです。

遺体の扱いや埋葬に関しても、いろいろ選択肢が存在しますから、考えてみるといいでしょう。火葬したのちに散骨する方法などは、どちらかと言えば一般的なほうですが、エンバーミングによる防腐処置を施したうえ、形もサイズも選べるグラスファイバー製の棺桶に納めるといった、超豪華パッケージプランまであります。

世界には、伝統的に棺の形で故人の職業を表す文化もあります。たとえば、アフリカのガーナには、漁師が永眠できるようにカニ型の棺を作っている彫刻家がいるくらいです！

「深い眠り」を希望する人には、アメリカで流行《はや》り始めた方法などはいかがでしょうか。骨壷をコンクリートで固め、外側に墓碑銘を刻んでから、サンゴ礁に沈めるのです。ちなみに、このサービスを提供している会社の宣伝文句によれば、「生ける記念碑」だとか。ユニークなのは確かですが、便利ではないかもしれません。遺族はお墓参りのたびにスキューバダイビングをしなければならないのですから！

環境に優しい方法を希望する人には、生分解性素材の棺を用いた、エコ埋葬がおすすめです。この方法では、ご遺体は「自然の求めに応じて」土に返っていきます。英国では一般的になりつつある埋葬法です。この方法が流行りはじめた理由は、おそらく、二〇〇八年にヨーロッパ各地で禁じられるまで、発ガン性物質のホルムアルデヒドがエンバーミングに使用されていたため、EUが環境への影響を懸念するようになったからでしょう。現在では、環境に優しい埋葬方法は、ほかにもいろいろあります。

どんな音楽を選択するかも、しきたりか個人の好みかで悩みそうな問題の一つです。私の母は伝統的な讃美歌をいくつか取り入れつつ、ポピュラーな歌も盛り込み、うまい具合にバランスを取っていました。もしあなたが、自分のお葬式に伝統的な音楽はいらない、違う音楽を流したいと思うなら、葬儀を予定している会場でそれが許されるかどうか、聖職者と話し合っておく必要があります。日頃から礼拝に参加している教会や、葬祭場の責任者に尋ねてみるといいでしょう。

宗教関係者も葬儀社も、現代風の音楽の要望を徐々に受け入れるようになっています。これは、英国の葬祭業者コオペラティヴ・フューネラルケア社が調べた、国内の葬儀で使用頻度の高い音楽トップ10とも一致しています。この調査結果は『デイリー・メール』紙に掲載されました。その中で、同社のイアン・マッキーはこうコメントしています。

「讃美歌の人気の高さを見ると、伝統がまだまだ健在なのは確かです。しかしその一方で、現代風の音楽も、ふさわしいと感じている人たちが増えています。実際、両方を取り入れている方が大勢います」

この記事では、「お葬式を明るくする音楽トップ10」も発表されました。ちなみに、ポピュラー音楽のトップ3には「マイ・ウェイ」（フランク・シナトラ）、「愛は翼にのって」（ベット・ミドラー）、「エンジェルス」（ロビー・ウィリアムズ）が入っています。最近、コオペラティヴ社は、生演奏の要望を受けることも増えているそうです。お葬式で歌唱を担当している同社の社員は、こう言っています。

「生の音楽には、録音されたものとは違う、特別な力があるのです」

一生を締めくくる大切なイベント

個人の時代だけあって、このように、最後のお別れも「自分らしさ」を追求したがる人が増えているのでしょう。遺族のニーズにも配慮したうえでそれができるなら、申し分ありません。また、その場合でも、しきたりや宗教をないがしろにせず、遺された人々に慰めをもたらすようなものを目指すべきです。

では実際に、どんなふうに「人生の卒業祝い」を計画すればいいのでしょうか？　どこまでが許されるのでしょうか？　自分がいなくなったあとに、きちんと実行してもらうには、どうすればいいのでしょうか？

疑問はいろいろありますが、まずは、自分が何を望んでいるのかを――シンプルなものでも、派手なものでも――考えてみてください。あなたという人間の実像を映し出していて、法律に反しない範囲で、さらに、特別な信仰があるなら、その教義に反しない限り、自由に考えてみましょう。

もちろん、費用の面も考慮しなければなりません。たとえば、プロの歌手を雇《やと》えば費用は跳ね上がりますが、友だちに詩の朗読を頼むのなら、一円もかからないでしょう。

金銭面のトラブルを回避しながら自分の希望をかなえるには、決まった葬儀社と生前予約なり前払い契約なりを結んでおくという方法もあります。一般的に、その費用は、積立金、年金、または保険から支払われ、実際にそのときが来るまで受託者か保険会社によって管理されます。お葬式に自分の希望を盛り込めるうえ、突然の死で遺族にお金の負担をかける心配もないという、一石二鳥の方法です。

葬儀屋の生前予約までは考えたくないという方は、「どんなふうに人生の卒業を祝ってほしいか」を書き出し、遺言状といっしょに、親友か弁護士、あるいは家族のどなたかに託していってはどうでしょうか。

ここでも、プランには、あとに遺していく人たちが前向きになれるような、あなたならではの教えや人生の物語を盛り込みましょう。そして、参列者を慰める歌、詩、本の一節などを用意するのもいいでしょう。

これはさまざまな研究で明らかになっていることですが、お葬式でネガティブな経験をしたり、慰めを感じられなかったりすると、遺族はやり場のない悲しみや、異常な悲しみを抱えたままになりやすいのです。

特に注意が必要なのが子どもたちです。とかく大人は、お葬式という「恐いもの」から、子どもたちを遠ざけておこうとするものです。死を身近に体験すると一生トラウマが残ると思い込んでいるのです。

ところが、実際にはそんなことはありません。葬儀に積極的にかかわらせた子どものほうが、「真実」を知らされずにいた子どもよりも、はるかにうまく対処できるのです。

蚊帳《かや》の外に置かれ、質問することも許されず、嘘でごまかされているのは、感情にフタをするように言われているのも同然です。いずれ真実を知った子どもは、裏切られたと感じて、大人を信用できなくなり、その結果、激しく怒り、傷つくこともまれではありません。遅れてやってきた悲しみが、さまざまな問題につながることもあります。

あなたが遺していくお子さんやお孫さんには、「お葬式とは何か」や、「なぜ行うのか」を説明し、できるだけかかわらせてください。そのほうがずっと健全です。

年齢によっては、子どもたちにあなたの絵を描いてもらうのもいいでしょう。天国に持っていきたいから、とお願いしておくのです。あるいは、あなたの旅の道づれにぬいぐるみを持ってきてもらうとか、空に放つ風船や墓前に供《そな》えるお花を持参してもらうとか。

できれば、生と死のあれこれについて、事前に子どもと話すようにしてください。こうした問題に対して、子どもは驚くほどオープンですから、正直に接することが何よりも大事です。お葬式とはどういうものかを話し、子ども自身にどうしたいかを選ばせてください。あなたが決めるのではなくて。

実際のところ、これは子どもだけに限った話ではありません。遺される人々のニーズには繊細な配慮が必要なのです。できれば、計画の段階で家族をかかわらせることが望ましいでしょう。家族会議であなたのプランを持ち出すとか、そこまでしなくとも、単に意見を聞いてみるとか。とかくタブー視されがちな死の問題をあらかじめ話しておけば、恐怖をやわらげることもできます。

それでは、さっそくノートを開き（それと、ワインか何かをグラスに一杯注いで）、「人生の卒業祝い」の計画作りに取りかかってください。あなたという大切な人の一生を記念し、忘れがたい思い出を作るためのイベントです！

その日を特別な一日にするために、どんなことを決めておくべきか、次の質問をヒントに考えてみてください。

●埋葬の方法　どのように永眠したいですか？　土葬？　火葬？（訳注：キリスト教圏では土葬が主流だったが、近年では火葬が増加傾向にある）海に散骨する？　土葬の場合、どんな棺を希望しますか？　柳の枝を編んで作った、環境に優しい棺桶？　特注のグラスファイバー製棺桶？　それとも火葬して、遺灰を帽子の箱に入れる？　式はどこで行いたいですか？　自分の通っている教会、火葬場の斎場、シナゴーグ、それともお寺？　森の中とか、あるいは自分の敷地内で？

・儀式と宗教　ご自分と家族にとって欠かせないしきたりは？　自分の宗教のどんな儀式を取り入れたいですか？　それ以外にぜひ取り入れたいという、こだわりがありますか？

・音楽について　どのようなメッセージを音楽で伝えたいですか？　伝統的な音楽を希望しますか、それとも、今風の音楽ですか？　録音された音源、それとも生演奏？　どのような演出をすれば、愛する家族の心を癒し、素敵な思い出を残せるでしょうか？

・記念するもの　寄付を求めたいと思っている何か特別な信条や目標はありますか？　献花を受け付けますか？　長く残るものを希望しますか？　たとえば、記念の植樹を行う、記念のベンチを寄付する、記念のウェブサイトを作る、など。

・メッセージ　とっておきの人生の物語を誰に語ってもらいますか？　原稿を用意しておいて、その人に読んでもらいますか？　それとも自分でメッセージを録音しておき、当日、流してもらいますか？

・捧げもの　たとえば、花、キャンドル、お香、祈りの言葉、写真、旗、蝶々、鳩、風船、などなど。これらの中で、ご自分にとって特に重要な意味を持つもの、葬儀に取り入れたいものはありますか？

第一二章　「いま」を生きる

昨日は歴史。明日は謎だらけ。でも今日は贈りもの。だから現在《プレゼント》って言うんだわ。
――ジョーン・リヴァーズ（アメリカの女性コメディアン）

この本では、読者にパンドラの箱を開けるようにお願いしてきました。遠い未来の、ある種のうれしくない状況に置かれたご自分に思いをはせ、みずからの死とそれがご家族や友人に与える悲しみを想像していただきました。簡単なことではなかったと思います。ですから、ここまでお付き合いくださったこと、新しい考えを受け入れ、果敢にもこの問題と向き合ってくださったことに、感謝しています。

ご自分以外のことを思い、その人たちの苦しみをやわらげる方法を探るというのは、優しさと慈悲の心を持ち合わせていなければできることではありません。

あなたの「こころの遺産」は、ご家族や友人にとって人生最大の贈りものになるでしょう。それほど貴重なものは、ほかに残していけないかもしれません。

あなたがわざわざ時間を割いてこの本を読み、書かれていることを実践したとすれば、それは無償の愛の行為を果たしたことになります。それを見事にやりとげたあなたに、心から拍手を送りたいと思います。

生きていることの軽やかさ

この本では、「家族のために『こころの遺産』を遺しましょう」とお話ししました。そのことを考え、実際に準備に取りかかってみると、さまざまな疑問にぶつかっただけでなく、不愉快な思いや心配や不安も浮かび上がってきたことでしょう。

そう、だから、「道のりは険しい」と言ったはずです！ それでも放り出さずにここまで読んでこられたのですから、なんと素晴らしい。やっぱり、あなたを祝福せずにはいられません。

そうは言っても、まだ少し心配なことがあります。この本を読んだことで、ご自分の死が愛する人たちに与える影響について、あらためて恐れや不安が頭をもたげていませんか？ もしそうだとすれば、「それ」は何年も先のことかもしれないのに、ずっと不安なままにしておくのはよくありません。ですから、その不安を解消するお手伝いをさせてください。

人生の別れ際、愛する人々に贈りものを渡すためには、いつ来るとも分からない「そのとき」を思いわずらうより、まず、今日という日の大切さに気づかなければなりません。だから、今《プレゼント》に焦点を合わせ、その恵《プレゼント》みを存分に味わうことが大切なのです。

実際、自分の寿命を知っている人間など一人もいません。末期の病を宣告された多くの人が、医師の見立てよりも長く生きています。私の母は、余命三カ月と言われながら、二年半も頑張りました。自分の人生を最大限に活用するチャンスは、誰にでも与えられています。この世で過ごせる時間は限られていても、少なくとも、喜びや満足を得るための努力はできるはずです。

今から二〇年、四〇年先のことを不安がっているうちは、喜びも満足も見つからないでしょう。ならば、そうした恐れを前向きに利用すればいいのです。恐れをバネに、自分の夢や願望を追いかけるのです。死を逆手に取って、生きていることとそのありがたみを感じられるようになれば、よりよく生きよう、社会や自分自身を改善しようという気持ちになるでしょう。

一九八四年にノーベル平和賞を受賞した、南アフリカのデズモンド・ツツ元大司教は、不治の病に冒された人々が持つ、命に対する深い感謝の念について、こう述べています。

「死と直面すると、意識が研《と》ぎ澄まされ、人生が突然、濃密なものになります。そして今まで、当然と思っていたものの多さに気づかされるのです。伴侶の愛情も、聞きなれたベートーベンの交響曲も、バラの花びらに置かれた朝露も、孫たちの笑顔も、どれ一つとして当たり前のものなどないのだと」

あなたと同様に、私も、自分はこの先まだ何年も生きられるものだと思っています。何しろ、まだ三〇代の、いたって健康な女性なのです。命の危険を伴うような仕事にはついていないし、旅行好きなことを除けば、危ない趣味も持っていません。それでも私は、命のありがたさと、はかなさを強く実感しています。

死やその過程、悲嘆、死別といった、重苦しいとされるテーマについて研究を重ねれば重ねるほど、なぜか、生きていることの軽やかさを思い知らされるのです。そして、普通だと思っていた人生のさまざまな側面が、実はまったく普通ではなく、信じられないくらい素晴らしいことなのだと思うようになりました。

あなたも改めて自分を見つめてみれば気づくでしょう。どれだけ恵まれた人生を送っているか、そして、そのチャンスを生かして人生を特別なものにすべきかということを。

残念ながら私たちの多くは、バックミラーを覗《のぞ》きこんだまま昨日起きたことしか見ていないか、はるか前方に目を向けたきり明日の冒険ばかりを考えているかのどちらかです。そのために、現在《プレゼント》という贈りものの真価を見落としています。

今日という日の美しさに気づかず、自分の幸運を忘れて不満をこぼし、「不幸病」に苦しんでいる人の、なんと多いことでしょう。
でもそれは、治らない病ではありません。現実に目を向けさえすればいいのです。そのことをそっと気づかせてくれる、スティーヴン・アードリー作の「How Blessed Are You（恵まれているあなた）」という詩を贈ります。

今朝　目が覚めたとき　健康だったなら
あなたは　恵まれている
週末まで生きられない病人が　何百万人もいるのだから

戦争の恐ろしさも
獄中の孤独も　拷問の耐えがたさも
飢えの苦しみも　経験していないとしたら
やっぱり　あなたは　恵まれている
世界では　二〇〇〇万人が苦しめられているのだから

そして　もし　今このメッセージを読んでいるなら

あなたは　恵まれている
世界には　二〇億人以上も　字が読めない人がいるのだから

食べものの入った冷蔵庫と　身を包む衣服
屋根の下に　眠る場所があるなら
あなたは　恵まれている
世界の　七五パーセントの人には　それがないのだから

銀行の口座にも　お財布にも　お金があって
半端な小銭を　お皿かどこかに　置いているとしたら
あなたは　世界に八パーセントしかいない　リッチな人間の一人だ

あなたは　どこからどう見ても　恵まれている
そのことに　自分では気づいていないだけだ

この詩を読んで、深い感謝の念に満たされたのではないでしょうか。このページをコピーして、トイレの壁とか冷蔵庫の扉とか、目立つ場所に貼っておいてもいいでしょう。毎日これを読めば、自分の境遇に対する見方が変わり、本当に大切なこととは何かに気づくでしょう。それは、人生を大事に生きるということです。

「自分は不幸だ」と思って将来を思い悩んでいるうちは、人生を大切にすることはできません。人生は生きるためにあります。今の状況がどんなに不幸に感じられても、いつか思いがけない幸せを運んできてくれるものです。

この世で最も大切なこと

この本を読んでいるうちに、少し考え方が変わってきたでしょうか？　以前はできないと思っていたことでさえ、今はできそうな気がしてきたとか、ちょっとばかり勇気が湧いてきたとか、いや、それどころか、もっと大胆な気持ちになっているかもしれません。どうやって「無上の喜び」を追いかけよう、どうやって自分の才能を生かし、本当の自分を表現しよう、あるいは、どんな冒険に打って出よう……そんなふうに、今まで考えもしなかったことを考え始めてはいませんか。

昔ならためらっていたことも、すでに口に出しているかもしれません。きっと今頃は、目隠ししていた傘を放り出し、思いきり生きることの素晴らしさに、気づいていることでしょう。そうでなくても、雨の中で踊ってみるのも悪くない、くらいは思っているはずです！　自分らしく生きる選択をしたなら、水たまりをバシャバシャ進むのも楽しそうだと、今の、あ、な、た、ならもう知っているでしょう。

それでも、まだ確信が持てないという方には、講演家マイケル・ジョセフソンの詩「What Will Matter（本当に大切なこと）」をご紹介します。

用意ができていようと　いまいと
誰にでも　必ず終わりはやってくる

もう二度と　昇る朝日を見ることも
刻々と過ぎ去る時を感じることもない
今まで集めた　宝ものも　ガラクタも
みんな　誰かの手に渡るのだ

富も　名声も　しばしの権力も

なんの意味も　持たない
今まで手に入れたもの　まだ手に入れていないもの
すべてが　どうでもよくなる
恨み　ねたみ　苛立ち　嫉妬
どれも　ようやく　消えてなくなり
それといっしょに
希望も　野望も　計画も　仕事のリストも
終わりのときを迎え
あれほど大事だった　勝ち負けまでが
色あせていくだろう

君がどこから来て　どこまで達したかも
意味を持たない
美しいか　頭がいいか
そんなことも　どうでもいい
性別も　肌の色も

関係ないときが来るだろう
——ならば いったい 大切なものとはなんだ?

君の過ごした時の重みを
いったい どうやって量《はか》るんだい?

本当に大切なのは
何を買えたかじゃない
君が 何を築けたかだ
何を手に入れたかより 何を与えたかだ
成功したかより 何をしようとしたか
何を学んだかよりも 何を教えたか
それこそが 大切なのだ

君の誠実さ 思いやり 勇気 自己犠牲

それが　誰かの人生を豊かにし
誰かに　力と勇気を与え
誰かのお手本になれたのなら
それ以上　素晴らしいことはない
最後にものを言うのは
君の能力の高さよりも　君の性格
何人と　知り合ったかより
何人が　別れを惜しんでくれるかだ
君がこの世を去った　そのときに

本当に大切なのは　過去となった君じゃない
愛する人たちの中で　生き続けていく君だ
誰が　どんなふうに
どれだけ長く　君を覚えているか
それが大切なのだ

意味のある人生は　偶然には　手に入らない
自然にそうなりはしない
自分で選んで　つかむのだ

——だから君も　その手でつかめ　意味のある人生を

思うに、本当に大切なものとは、三つの短い単語「アイ・ラヴ・ユー」ではないでしょうか。愛は、空気や水や食べものと同じように、生きていくために欠かせない原動力だからです。人間は健やかで幸せになるために、何よりも愛を必要とします。愛がなければ生きていけないのです。とはいえ、愛へ通じる道はいつも平坦とは限りません。それどころか、私たちは、うまく愛情を表現できずに苦労することもしばしばです。

私たちの大半は、「物」を——お金、所有物、人、誰か別の人の愛情を——手に入れようとするのに忙しくて、愛の大切さをつい忘れがちです。けれども、深く長い充実感は、愛によってしか得ることができません。そのことについて、作家マリアンヌ・ウィリアムソンは、ベストセラーとなった『A Return to Love（愛に立ちかえるとき）』（未訳）の中で、こう述べています。

「愛を経験したければ、そう選択すればいいのです。どんな状況にあろうと、ひたすら愛を目指し、愛だけに価値を置くと心に決める、そうすれば愛は見つかります。

つまり、そう選択しない限りは、自分を幸福にしてくれそうな何かを求めて、永遠にさすらうことになります。そして、その何かが手に入ったと思ったら、実は、幸福になどしてくれないということに気づくのです。

そうやって、外側に求めること――自分を満たしてくれそうな幸福の源泉を、愛以外のところに求めること――は、盲信にほかなりません。お金、セックス、権力、そのほかの世俗的な喜びは、この世に存在することで感じる小さな痛みを、しばしのあいだやわらげてくれるにすぎないのです」

この、「愛しなさい」というメッセージは新しいものではありません。この地球に現れた数々の精神的指導者たちはみな、互いに愛し合うことが人間にとっての緊急課題だと指摘してきました。それなのに、私たちにとって愛の実践は、まさに「言うは易《やす》し、行うは難《かた》し」です。

考えてみれば、誰も私たちに愛を「実践する」方法を教えてはくれません。愛以外のことなら方法を習うのに、どうやったら愛そのものに「なれるか」は、きちんと教わらないのです。私たちがいつも誰かから愛を得ようと躍起《やっき》になっているのは、だからなのでしょう。

けれども、愛の源泉を自分以外の何かに求めれば、不安、嫉妬、恐れ、憎しみといった、みじめな結果を招きます。すると、その痛みと虚しさを乗り越えるため、もっと「愛される」人間に変わろうと必死になります。ファッションや化粧品に大金をつぎ込み、命を削《けず》ってはお金と物の獲得に励み……そうすれば、誰かの愛を獲得できると思っているのです。

でも、愛を感じるには、「誰か」や「何か」は、いっさい必要ありません。愛はすぐにでも経験可能なのです。「愛する能力」は、私たち一人ひとりに、もともと充分に備わっているのですから。

思いやり、言葉、行動によって他者と分かち合い、伝え合おうとすれば、愛は私たちの内側からあふれ出し、周囲を照らすでしょう。誰もが、他者に愛を求めるのではなく、他者に愛を注ぐべきなのです。

恐れを手放すためのヒント

問題は、誰もが、そうした愛の実践方法、つまり愛そのものに「なる」方法を知らないことにあります。私たちの中には、愛のない環境で育った人、あるいは、お仕置きや仕返しとして、親、パートナー、恋人、友だちから愛を出し惜しみされてきた人たちが、なんと多いことでしょう。そんな目に遭えば、自分は愛されない人間だと思い込んでも無理はありません。傷つくらいなら、心を閉ざし、引きこもっているほうがましだと思うようになるのです。

愛を求めれば、必ず痛みがついてくるのだとすれば、そんなつらい目に遭うのは二度とごめんです。だから、シャッターを下ろし、不安の中で生きることを選びました。そして心を閉じたがために、愛を感じることも、愛を与えることも、受け取ることもできなくなったのです。なんという悪循環でしょう！

恐れとともに生きているうちは、まさに低次元でしか共鳴できないため、精神状態、心理状態の似た者しか引き寄せません。心を閉ざしたままでは、まさに一番求めているはずの愛を受け取り、分かち合うことができないのです。そこで、手に入らない愛の埋め合わせに、物を獲得しようと必死になっています。

今の私たちは、たとえば、道行く者どうしでほほえみを交わすことさえしません。つまり、見返りを求めずに与えるという大切な行為を放棄してしまったのです。その結果、最愛の人々にも自分自身にも不幸を招いています。でも、あきらめる必要などありません。生きているうちに、今からでも毎日「愛のメッセージ」を伝えればいいのです。

手始めに、考えるときも行動するときも、愛を中心に置いてみましょう。たとえ家族の誰かや友人や同僚と仲たがいしても、あるいは、見知らぬ他人と対立しても、心を開こうという努力を続けましょう。出会った人に愛を実践すること、それを人生の最優先事項にするのです。

今まで内なる声に耳を貸さずにきた人にとっては、素直に本心を伝え、本音を分かち合い、寛大になるのは、たやすいことではないでしょう。長いあいだ心を閉ざしてきただけに、最も深いところにある感情や願いを表に出すことを恐れているのかもしれません。けれども、その恐怖に邪魔されているからこそ、心から求めてやまないもの――本当に愛されているという感覚、誰かとつながっているという感覚――を得られずにいるのです。

あなた自身から愛を発信しない限り、求めるものは手に入りません。みずから愛を示してください。そのとき、あなたをとらえていた恐怖は、おのずと消えていくでしょう。

自分から気持ちを明かさない限り、相手も明かしてはくれない――そのことに、あなた自身、すでに気づいているのではないでしょうか。ならば、愛が手に入らないと思い悩むのはやめて、愛を与えることに力を注ぎましょう。とりわけ、思いがけないところで実践すれば、それだけ大きな愛が返ってきます。

まずは、街や電車や車ですれ違った見知らぬ人に、あなたの愛を示してみてはどうでしょうか。案外簡単にできるものです。相手の存在を認め、ただ黙ってほほえみかけるなり、その人への愛を感じるだけでいいのです。

この私も、疲れている人、怒っている人、焦《あせ》っている人、嫉妬している人、傷ついている人と出会うと、実践していることがあります。心の中で、その人に向けて愛の言葉を唱えるのです。すると驚くことに、相手も顔を上げ、それまでの苦悩や苛立ちなどまるで嘘だったかのように、ほほえみを返してくれます。

あなたもこれを日常的に実践していれば、きっと愛の力の素晴らしさ——与えれば、得られること——に気づき、閉ざされた心もたちまち開くことでしょう。

あなたは、「話がやけに博愛主義的になってきたのはなぜだろう？」とお思いかもしれません。でも、もう少しお付き合いください。あなたに今日からでも愛を実践していただきたいのは、そうしないと人生の最期に大きな違いが生じるからなのです。

旅立ちが近づいたとき、人が感じる最大の疑問とは「なぜチャンスがありながら、私は愛さなかったのか」ということです。

この世を旅立ってしまえば、生きて人を愛する機会も失われます。土壇場《どたんば》になっても人を許すことを知らず、家族や元の伴侶と口をきこうともせず、虚しく「物」を獲得することばかりに時間を費やしていたのでは、最後の最後に後悔することになるでしょう。

そこに待ち受けているのは、寛大になれなかったことへの深い悲しみと、胸をえぐられるような喪失感だけです。惜しみなく与えることで愛を受け取るという機会を、みずから奪っていたことに気づくからです。なんという、つらい話でしょう。

残り時間が尽きかけていたり、最愛の人と物理的に遠く離れていたりすれば、たとえ仲直りしたくとも、なおさら難しくなります。だからこそ、生きているうちに許す心を持ち、自分の気持ちを隠さずに伝え、相手の考えに歩み寄らなければなりません。

今、愛を選択すれば、楽に生きられるし、安らかな最期も迎えられます。愛を実践するのには、早すぎることも、遅すぎることもありません。

悔いのない人生に向かって

私がこの結論に達するまでには、長い時間がかかりました。母の愛を失った悲しみから、周囲に心を閉ざしたからです。それは無意識の反応でした。私の愛はどこかに雲隠れしてしまい、愛を失った私は、愛を感じるのもやめてしまいました。その後、何年も行きつ戻りつしながら、ほうぼうをさまよったあげく、ようやく愛へと通じる道を再発見した次第です。

それまでは、物で満足を得ようしては失敗し、いいかげん、うんざりしていました。愛を見つけようとしても、ちっともうまくいきません。自分の内側に求めることをしていなかったのだから当然です。ついに、母の死から一〇年目、「もうたくさんだ」と思いました。そこで、亡くなった母宛てに手紙を書きました。

読んでもらえるわけではありませんが、自分を悲しみから解き放ち、みじめな状態から抜け出すための一種の儀式でした。そして、手書きのメッセージにヘリウム風船をつけて、お墓の前で空に放ちました。こんな内容でした。

ママへ

ママが亡くなってから私は、とてつもない悲しみに襲われました。寂しくてたまらなかったわ。この喪失感に慣れるのは、人生のどんなことよりも困難でした。

あれからもう一〇年になりますね（なんと長い年月でしょう）。こうして一〇年が経っても、私はまだ昨日のことのようにはっきりと、あなたの笑顔を覚えています。

今日までずいぶんジタバタしてきたけれど、もう充分ですね。これからはまた自分の人生を生きようと思います。悲しみから自由になりたい。心安らかに生きたいのです。

これからは、あなたとの素晴らしい思い出だけを覚えておくことにします。

楽しかったこと、愛と笑いにあふれていたこと、本当にたくさんあったから。

あの頃の私は、人生を目いっぱい生きていました。

ママもそうだったわね。きっと死にたくなんてなかったでしょう。さぞ、つらかったことでしょう。でもね、この私を見ていてください。どうか、ずっとそばで見守っていてください。いつか再び会う、その日まで。

たくさんの愛を込めて

ジェミニより

悲しみでぽっかりと開いた穴から抜け出して、愛に満ちた心地よいすみかへ移ろうという決意でした。

人生のネガティブな面ばかりを見ていたのでは、みじめになるばかりです。心の中におのずと喜びが舞い込むようにするためには、場所を空けてやらなければなりません。それができるのは、「手放す」という方法以外にはないのです。

もし、本心を語ることも、愛に生きることもしないうちに、何かの理由でこの人生が打ち切りになったら、私は、深く悔やむに違いありません。考えただけでゾッとします。天国の門の前にたたずんで、あれもこれもやり残してきたからやっぱり引き返したい、なんて思いたくはないのです。だから、心に決めました。愛に生きることを最優先にしようと。

もちろん、いつも簡単に実行できるわけではありません。さまざまな経験、人との出会い、友だちとの付き合い、家族との関係など、克服しなければならない課題が次々と立ちはだかります。でも、そんなときは不思議と、この道を選んだ理由を思い出させてくれる何かが私のところに舞い込んできます。たとえば、親友のトニー・カリーノが送ってくれたこんなエピソードのように。

「先週、僕たち家族は、オレゴン州の海岸沿いの小さな町で結婚式に出席した。これはその帰り道での出来事だ。よく晴れた日で、誰もが家族や友だちとのひとときを楽しんでいた。太陽は照り輝き、僕らの車は二車線の田舎道をくねくねと走りながら、美しい田園風景の中を快調に飛ばしていた。

そのとき、はるか前方でブレーキランプが点灯するのが見えた。カーブに差しかかると、小さな車が視界に飛び込んでくる。フロントガラスがメチャクチャに壊れていて、そのそばには、事故の原因になったと思われる大きなキャンピングカーが停《と》まっていた。

遠くのほうで事故を知らせるサイレンが鳴り響いている。でも、まだ警察官も救急隊員も現場に到着していない。前方では、車から降りて交通整理している人もいれば、ただ茫然《ぼうぜん》と立ちつくしている人もいた。

壊れたほうの車は、ぶつかった拍子に向きを変えたらしく、こちらを向いて停まっている。だから、僕らは運転席のすぐ横を通り過ぎることになった。交通整理している人が『進め』と合図を送ってくる。妻のジェイミーは目を向けられなかったと言うが、娘と僕は停まっている車のほうを見てしまった。髪はブロンド、年の頃は二〇代の後半。ハンドルの上にあごが乗っていて、頭と首がありえない方向にガクッと曲がっていた。エアバッグは膨《ふく》らんでいるが、どう見ても、女の子の魂は旅立ったあとだ。まるでショーウィンドーの中のマネキンそっくり。不気味なほどよくできているけれど、生気が感じられない。

本人にしてみれば、あっという間の出来事で、何が起きたかも分からなかっただろう。一瞬前までは、夏の日差しの下、のどかな田舎道をドライブしていたのに、その次の瞬間には、もうこの世を去っていたのだ……」

私はよく、理不尽な思いをさせられた相手を許さなければならないとき、このエピソードを読みかえすようにしています。これを読むと、「人生は、はかないものだ」、というシンプルな真理を思い出さずにはいられません。

自分がいつどのようにこの世を去ることになるかなんて、誰にも分からないのです。だからこそ、常に愛を選ばなければなりません。そうすれば、家族に「こころの遺産」を遺せるだけでなく、家族の記憶に残るだけの価値のある、誇り高い生き方ができるからです。

もちろん、この本で提案したことはすべて実行しなければならない、などと思わないでください。この中のどれか一つを実践するだけでも、ご家族にとっては大きな救いとなるでしょう。少なくとも、手紙だけは、書いてみてはどうでしょうか。あなたが遺した言葉は大切な宝ものになるでしょう。

また、「愛すること」は今すぐに実践できるということも、お忘れなく。人を許すこと、自分自身を許すことで、愛は発信できるのです。だから、もし気がかりな人がいるのなら、今すぐ、あなたから抱きしめるなり、ごめんなさいの電話をかけるなりしましょう。そして、何があろうと過去は過去、自分は新たな道を選ぶことにしたのだと、伝えてあげてください。

「昨日は歴史。明日は謎だらけ。今日は贈りもの」なのです。ならばその贈りものを存分に味わってください。楽しんでください。そして何よりも愛してください。いつか天国へ召される日に、何ひとつ悔いることなく、安らかな気持ちで帰っていけるように――。

おわりに

この原稿を書いている今日は二〇〇八年一一月七日ですから、ちょうど母の一三回目の命日にあたります。

一三という数字を不吉に思う人もいますが、私にとってはそうではありません。一三年もの混乱と痛みに満ちた時を超えて、ようやく、この経験のおかげで多くのことを学んだと言えるようになったのです。

不幸を「ラッキーだった」などと言うと奇妙に聞こえるかもしれませんが、希望と期待と予感という意味ではラッキーに違いないと思っています。

この種の喪失を経験すると、最悪の事態を予感する一方で、最高の場面に希望をつないで、いつもほほえんでいられるようになります。それに、最悪の状況の中から、明るい面を探し出せるようにもなります。

このことを私の父なら、ニュートンの第三の法則を引き合いに出して（彼は、このたとえをよく使うのです）こう言うでしょう。

「あらゆる作用には、それと同等の反作用がある」

私がラッキーだと感じる大きな理由はそこにあります。

ちなみにその父のことですが、この本でお話しした出来事の中にあまり登場してこなかったのを、きっと読者は不思議に思っているでしょう。まあ、当然のことです。現に私が、この本の原稿をある有名な家族療法のセラピストに送ったところ、こんなメールが返ってきたくらいですから。

「お父様があまり登場しませんね。いったいどうなっているのかしら？　あなたが仮に、生物学的な父親だ、くらいにしか思っていないとしても、ある程度は詳しく書くべきです！」

この本の最初のほうで、父の不在についてはは少しだけ触れました。母との離婚後、再婚し、新たに二人の子に恵まれた父は、私たちの日常生活にかかわる余裕があまりなかった、とも書きました。それ以上の詳細を後回しにしたのは、実際の時間の流れどおりにお話ししたかったからです。

父は苦しい中でも、私たちにできるだけのことはしてくれました。それでも状況は父自身と私たちの双方にとって、かなり厳しいものでした。一〇代のあいだは週末ごとに、私たち姉弟は父のところに泊まっていましたが、親子関係は少なからず、よそよそしいものになっていきました。

ひと月にわずか八日という短い時間で、誰かとの関係――特に親と子の関係――を無理やり保とうとしても、そこに仕事やら学校やら、個人的な要求やら嫉妬やら、ありとあらゆるものが重なってくると、うまくいくはずがありません。

父との関係は、どう控えめに言っても、ぎくしゃくしていました。そこへ母の死という最悪の事態が起きたのですから、一歩踏み込んで私たちを支えることなど、父にはとうていできなかったのです。おりしも、四人目の子が生まれようともしていましたし。

母の人生を祝う日、つまり葬儀の日に、とても妙な気持ちを味わったことを私は覚えています。となりには、私のボーイフレンドのジム――母が亡くなる前の数カ月、私に優しさと思いやりを傾け、文字どおり常に寄り添っていてくれた男性――が座り、もう一方のとなりには、父――当時は遠い親戚くらいにしか感じられなかった男性――が座り、私はそのあいだに挟まれていました。

葬儀の途中で、父が手を伸ばして私の右手をぎゅっと握りました。左手はジムが握ってくれていました。同じことをしながら、私にとって二人のギャップのなんと大きかったことか。

かたや、母の死の前後、昼も夜も私のそばにいてくれた人、かたや、会ったこともない遠縁の誰かくらいにしか思えない人なのです。

おかしな話ですが、今、私がラッキーだと感じている理由はそこにあります。一三年の時を経て、昔はパパと呼ぶことさえ抵抗を感じた男性が、今は謎でもなんでもなくなりました。すんなりとはいきませんでしたが、私たちはゆっくりと友情をはぐくみ、素直で愛情のある関係を築くことができたのです。

そのためには、私からある程度、歩み寄る必要がありました。

まず、父が母以外の女性と関係を持ち、妻子を置いて出ていったということを許さなければなりません。それに、離婚前後の父の私たちへの仕打ちについてもそうです。悲しいことに、それが原因で私は父を嫌いになり、その憎しみから、父と仲直りできずにいました。

もし母が亡くならなかったら、私は、このように自分の心の内側を見つめて、そこに刺さったトゲを抜こうとは思いもしなかったでしょう。その結果、死ぬまで、心に毒素を溜め続けていたに違いありません。

あるとき、自分なりに、こんなふうにスピリチュアルな説明をつけたことがあります。

まだ生まれる前の別の世界にいるときに、母は、二つの人生のイメージを見せられます。

まず一つめは、かなりの高齢まで長生きするという人生。二人の子どもは成績優秀ないい子に見えますが、実は、自己中心的で他人を思いやれない人間に育ちます。大人になっても、世の中から奪うばかりで、与えるということを知りません。そういう姿を母は見せられるのです。

もう一つの人生では、母が自分の命を差し出したことで、子どもたちがよりよい生き方をするようになります。死別の悲しみに苦しむ我が子の姿を見せられるのは、母にとってさぞかしつらかったでしょう。けれども、次第に私たち姉弟は、同じように苦しんでいる人たちを理解し、思いやり、その人たちの力になりたいという気持ちを芽生えさせていきます。子どもたち二人が、愛がどれほど美しく強いものかという、人生で一番重要な教訓を学ぶ姿に、母はすっかり感心しています。我が子はついに絶望を乗り越え、人々の足元を照らす明かりを持って歩き始めたのです。

母性愛の強い母のことですから、いつものボランティア精神を発揮して、この二つの人生のうち、難しいほうの選択をしたに違いない、私はそう確信しています。母は、別の誰かの人生がよくなるのならばと思い、自分の人生を差し出したのでしょう。

私がこの一三年間から教訓を学び、この本を誕生させるまでには、長い時間がかかりました。でも、母が今も生きていたら、これらは何ひとつ実現しなかったでしょう。ですから、この本は母からの贈りものだと思っています。

私を通して母という人間が、一人の親として同じ親へ、妻として夫へ、母として子へ、そして愛する者として愛される者へ、語りかけています。

どうか、あなたも、ここに詰まったメッセージに耳を傾け、愛こそが一番大切なものだということを噛みしめてください。

謝辞

この本を完成させるにあたって、さまざまな方々――見ず知らずの人たちも含めて――から、時間、情熱、励まし、支えをいただきました。「ありがとう」の、ひと言だけではとうてい足りません。皆さんの信頼、尽力、優しい言葉に、心より感謝申し上げます。

特に、ご自分の死別体験を率直に聞かせてくださった方々には、この私を信頼し、考えや経験を伝えてくださったことを本当にありがたく思っています。

そして、奨学金を与えてくれたウィンストン・チャーチル記念基金にも感謝の念を表します。そのおかげで、私は研究の足場を英国からアメリカにまで広げ、この分野の世界的権威とされる方々と知り合うことができました。

この本を担当してくださった編集者の皆さんにも、特にお礼を申し上げたいと思います。いつも私を奮い立たせてくれたリンダ・ローセラ、彼女がいなければ、完成の日は迎えられなかったでしょう。そして、フィニー・

フォックス＝デイヴィスは、本書を完璧なものに仕上げるために、時間と知恵を惜しみなく割いてくださいました。誤字脱字を限りなくゼロに近づけられたのは、スローン・デ＝フォレスト、オードリー・ダンディ・ハンナ、ラシ・メーラの職人技とも言える丹念な校正のおかげです。

魔法のようなプロの仕事をしてくださった方たちのほかに、多くの友人なくしては、この本は日の目を見られなかったでしょう。ゴールできたのは、皆さんが、この私に尽きることのない愛情と理解を注いでくれたおかげです。どんなにお礼を言っても足りないくらいです。

特に大切な友だち、キャンディス、ヴィッキー、アイーシャ、メラニー、アマンダ、そしてサウス・ウィルト女子高校出身の仲間たち、何ものにも代えられない友情をありがとう。そして、一人の友として、ほかの誰よりも私に数々の冒険を打ち明けてくださったモー先生にも感謝します。

ギリシャのパトモス島へとわざわざ繰り出した私がこの本の着想を得られたのは、マイルズ・バロックのおかげです。改めてお礼申し上げます。この本が完成するまでの壮大な旅のあいだ、ずっと手を握り、謎解きに付き合ってくれたトニー・カリーノにも心から感謝を捧げます。そして、わざわざ自宅に招き、温かくもてなしてくださったトンプソン家の方々、本当にありがとうございました。私以上に私のことをよく知っていて、いつも助けてくれるマシュー・ジョイネスにも、ありがとう！

忘れかけていたスピリチュアリティを私の中から呼び覚ましてくれた、デイヴィッド・ブロック（私の守護天使さん！）に心から感謝します。つらい時期に支えてくれた、ジン・オビ、アリソン・ルービン、シャーロットとネイサンにも心からお礼を言います。そして、親友にして姉のような存在、レベッカ・タークにもとりわけ感謝しています。いつも私に安心と自信を与えてくれるクリス・サンチェス、あなたの尽きることのない愛に、どれだけ支えられているか分かりません。また、この場を借りて、ガイ・ホームズにも感謝を捧げます。常に頼れる味方にしてソウルメイト、そしてこの本の一番のファンでいてくれてありがとう！

最後に、大切な家族にもひと言。私のために祈ってくれ、何よりも、無償の愛の道を示してくれたハンブリーおばあちゃん、ありがとう。そして、ママ、あなたが人生を賭けてくれたおかげで、多くの人を悲しみから救うこの本を書くことができました。本当にありがとう。

おすすめの映画

(英語表記のものは日本未公開)

死に関する映画

『シティ・オブ・エンジェル』(1998年)

『フラットライナーズ』(1990年)

『ゴースト ニューヨークの幻』(1990年)

『ジョー・ブラックをよろしく』(1998年)

『フィラデルフィア』(1993年)

『シックス・センス』(1999年)

『Death Takes a Holiday』(1934年)

『The Five People You Meet in Heaven』(2004年)

未来への贈りものに関する映画

『リトル・ダンサー』(2000年)

『マイ・ライフ』(1993年)

『P・S・アイラヴユー』(2007年)

『ペイ・フォワード』(2000年)

『最高の人生の見つけ方』(2007年)

『ファイナル・カット』(2004年)

『バニラ・スカイ』(2001年)

『The Ultimate Gift』(2006年)

『To Gillian on Her 37th Birthday』(1996年)

喪失の悲しみに関する映画

『ウォーク・トゥ・リメンバー』(2002年)

『オールウェイズ』(1989年)

『バンビ』(1942年)

『さよなら。いつかわかること』(2007年)

『イン・ザ・ベッドルーム』(2001年)

『海辺の家』(2001年)

『普通の人々』(1980年)

『メッセージ・イン・ア・ボトル』(1999年)

『マイ・ガール』(1991年)

『パーマネント・レコード』(1988年)

『再会の街で』(2007年)

『マグノリアの花たち』(1989年)

『グッドナイト・ムーン』(1998年)

『愛と追憶の日々』(1983年)

『悲しみが乾くまで』(2007年)

『愛しい人が眠るまで』(1990年)

『奇蹟の輝き』(1998年)

『ユー・キャン・カウント・オン・ミー』(2000年)

『Corrina, Corrina』(1994年)

おすすめの本

（日本語に翻訳されているもの）

死別の悲しみに関する本

『悲しみをみつめて』（C・S・ルイス著、西村徹訳、新教出版社、1994年）

『悲しみに「さよなら」を言う方法』（ジョン・W・ジェイムズ、ラッセル・フリードマン著、山口和代訳、飛鳥新社、2002年）

『死にゆく人と何を話すか』（ロバート・バックマン著、上竹正躬訳、メヂカルフレンド社、1990年）

『永遠の別れ——悲しみを癒す智恵の書』（エリザベス・キューブラー・ロス著、上野圭一訳、日本教文社、2007年）

死に関する本

『死の拒絶』（アーネスト・ベッカー著、今防人訳、平凡社、1989年）

『チベットの生と死の書』（ソギャル・リンポチェ著、大迫正弘・三浦順子訳、講談社、2010年）

『死ぬ瞬間の言葉』（M・キャラナン、P・ケリー著、中村三千恵訳、二見書房、1993年）

『死ぬ瞬間——死とその過程について』（エリザベス・キューブラー・ロス著、鈴木晶訳、中公文庫、2001年）

『死、それは成長の最終段階』（エリザベス・キューブラー・ロス著、鈴木晶訳、中公文庫、2001年）

『めざめて生き、めざめて死ぬ』（スティーヴン・レヴァイン著、菅靖彦・飯塚一恵訳、春秋社、1999年）

臨死体験に関する本

『かいまみた死後の世界』（レイモンド・ムーディ著、中山善之訳、評論社、1989年）

『臨死体験　光の世界へ』（メルヴィン・モース、ポール・ペリー著、立花隆監修、TBSブリタニカ、1997年）

『生と死の境界——臨死体験を科学する』(スーザン・ブラックモア著、由布翔子訳、読売新聞社、1996年)

『死後の真実』(エリザベス・キューブラー・ロス著、伊藤ちぐさ訳、日本教文社、1995年)

生きがいや生き方に関する本

『人生の意味』(キャロル・アドリエンヌ著、住友進訳、主婦の友社、2005年)

『とにかくやってみよう——不安や迷いが自信と行動に変わる思考法』(スーザン・ジェファーズ著、山内あゆみ訳、海と月社、2009年)

『あなたのパラシュートは何色?——職探しとキャリアチェンジのための最強実践マニュアル』(リチャード・N・ボウルズ著、花田知恵訳、翔泳社、2002年)

『思い通りに生きる人の引き寄せの法則——宇宙の「意志の力」で望みをかなえる』(ウェイン・W・ダイアー著、柳町茂一訳、ダイヤモンド社、2007年)

『神様から与えられた賜物の発見』(ドン&ケイティー・フォーチュン著、田園盛一訳、信仰ミニストリーズ、1998年)

『本当に自由になるスピリチュアルな生き方』(マイケル・バーナード・ベックウィズ著、雨宮美智子訳、ナチュラル・スピリット、2010年)

未来への贈りものに関する本

『P・S・アイラヴユー』(セシリア・アハーン著、林真理子訳、小学館、2004年)

『リトル・ダンサー』(リー・ホール著、藤田真利子訳、愛育社、2001年)

『最後の授業——ぼくの命があるうちに』(ランディ・パウシュ著、矢羽野薫訳、武田ランダムハウスジャパン、2008年)

『君に贈る最後の手紙——いちばん大切な人に伝えたい思い』(リチャード・カールソン、クリスティーン・カールソン著、田内志文訳、日本実業出版、2009年)

『もう一日』(ミッチ・アルボム著、小田島則子・小田島恒志訳、NHK出版、2007年)

『人生という名の手紙』(ダニエル・ゴッドリーブ著、児玉清監修、講談社、2008年)

『究極の贈り物——すべての人に伝えたい巨いなる心の遺産』(ジム・ストーヴァル著、大島豊訳、グスコー出版、2001年)

音楽による癒しに関する本

『音楽好きな脳』(ダニエル・J・レヴィティン著、西田美緒子訳、白揚社、2010年)

『音楽の発達心理学』(D・J・ハーグリーブス著、小林芳郎訳、田研出版、1994年)

『モーツァルトで癒す――音と音楽による驚くべき療法のすべて』(ドン・キャンベル著、日野原重明監修、佐伯雄一訳、日本文芸社、1999年)

『「歌」を語る――神経科学から見た音楽・脳・思考・文化』(ダニエル・J・レヴィティン著、山形浩生訳、ブルース・インターアクションズ、2010年)

『音楽嗜好症』(オリヴァー・サックス著、太田直子訳、早川書房、2010年)

最期の迎え方に関する本

『あなたが選ぶ人生の終焉――家族で考える悔いなき最後』(リンダ・ノーランダー著、はっとりゆうこ訳、メディカ出版、2004年)

『満ち足りて死ぬこと――バイアック博士のホスピス医療』(アイラ・バイアック著、三浦彊子訳、翔泳社、1997年)

愛の実践に関する本

『人生を変える四つの質問』(バイロン・ケイティ著、安藤由紀子訳、アーティストハウスパブリッシャーズ、2003年)

『無条件の愛――キリスト意識を鏡として』(ポール・フェリーニ著、井辻朱美訳、ナチュラル・スピリット、2002年)

『愛を伝える5つの方法』(ゲーリー・チャップマン著、ディフォーレスト千恵訳、いのちのことば社、2007年)

『LOVE』(レオ・バスカリア著、落合恵子訳、三笠書房、1997年)

『愛の選択』(ドン・ミゲル・ルイス著、高瀬千尋訳、コスモス・ライブラリー、2000年)

『汝の敵を愛せよ』(マーティン・ルーサー・キング著、蓮見博昭訳、新教出版社、1968年)

『「前世」からのメッセージ――人生を癒す魂との出会い』(ブライアン・ワイス著、山川紘矢・山川亜希子訳、PHP研究所、2004年)

おすすめのウェブサイト

（すべて英語）

悲しみと向き合う

www.compassionatefriends.org　子どもを亡くした親たちへサポートを提供している非営利団体コンパッショネイト・フレンズ（Compassionate Friends）

www.dougy.org　アメリカを代表する遺児遺族サポート団体、ダギー・センター（Dougy Center for Grieving Children and Families）

www.griefnet.org　大きな喪失体験をした人のためのオンライン・コミュニティ

www.bereavementmag.com　オンラインと印刷物の両面から遺族向けの記事や資料を提供している団体、リヴィング・ウィズ・ロス（Living with Loss）

www.opentohope.com　死別体験者の痛みを癒し、未来へ希望を取り戻すためのサポートを目指すオンライン・フォーラム

www.grief.net　死別体験克服のための実践的プログラムを提供しているグリーフ・リカバリー・インスティテュート（The Grief Recovery Institute）

www.thefirst30days.com　死別体験の克服を含め、人生のさまざまな問題に関して助言を提供するとともに専門家を紹介

www.widownet.org　伴侶に先立たれた人向けのセルフ・ヘルプ情報サイト

死と向き合う

www.adec.org　死の準備教育、悲嘆カウンセリング、死生学研究の分野にかかわる人々の国際的職能団体ADEC（Association for Death Education and Counselling）。会員は医療従事者、教育者、聖職者、葬儀業者、ボランティアなどからなり、その数2000名を誇る

www.alz.org　アルツハイマー病について、また、その付き合い方について、具体的な助言を提供しているアルツハイマー協会（Alzheimers Association）

www.cancerhopenetwork.org　ガン患者と家族向けのサポート

www.death-and-dying.org　仏教の教えに基づき、よりホリスティックな観点から死と生の問題へのアプローチを説く団体

www.growthhouse.org　重病患者と終末期のケアに関する優れた情報源

www.near-death.com　臨死体験に関する各種記事や情報リンクを提供

www.sacreddying.org　死にゆく人に付き添い、スピリチュアルなサポートを通じて、死をより安らかな変容のひとときへと変えるお手伝いをする団体

www.seniorjournal.com　健康問題を中心に高齢化にかかわるさまざまなニュースを提供

www.natrualdeath.org.uk　生と死の質的向上を目的とした総合マニュアル『ナチュラル・デス・ハンドブック（Natural Death Handbook）』を出版するなど、家族と自然に優しい葬儀を提案している英国の団体

未来に贈りものを託す

www.1800flowers.com　いつでも世界じゅうどこでも、花のギフトの配達してくれるオンライン・フラワーショップ

www.inkubook.com　フォトアルバム作成サービス

www.thecomfortcompany.net　最愛の人々に最適なギフトを各種用意

www.memorialstars.com　夜空を見上げるたびに故人を偲ぶことができるように、星に亡くなった人の名前をつけるというパッケージ・プランを提供している会社

www.limogesjewelry.com　愛する人たちに向けて永遠のメッセージを刻むためのジュエリーを取り揃えている会社

www.shutterfly.com　写真関連ギフトのあらゆるニーズに対応可能

www.talkingproducts.com　メッセージ録音機能つきのさまざまなギフトを用意

www.treeinabox.com　各種苗木のギフトあり。注文者のメッセージを添えることができる

www.withlovefrom.com　メッセージを彫り込むことができる各種ギフトを用意

www.thingsremembered.com　愛する家族へ遺していくためのギフト品が豊富

人生の物語を伝える

www.celebration-of.com　ビデオ、写真、エピソードを盛り込んだ回想録を作るためのサービスを提供

www.lifestory.com　お別れの言葉、伝記、ドキュメンタリーなど、旅立つ人が人生の記録を遺していくのに必要なサービスを提供

www.lifebio.com　愛する家族に人生の物語を伝えたい人に役立つ、さまざまな製品を用意

www.missing-you.com　個人的な追悼ウェブサイトの作成サービスを提供

www.storyofmylife.com　人生の物語を最愛の人たちとシェアし、永遠に保存しておけるサイト

www.therememberingsite.org オンラインで読める回顧録を作成するサイト。書籍として出版も可能

www.your-life-your-story.com　回顧録づくりをサポートする各種製品を提供

www.journaltherapy.com　日記形式で自分史を作りたい人をサポートするサイト

音楽に思いを託す

www.amazon.com　1曲ずつでもアルバムごとでもダウンロードできるオンライン・ミュージック・ストア

www.giftsongs.com　特別な行事に最適な歌を作曲できるサイト

www.jamstudio.com　オンラインで作曲とレコーディングができるサイト

www.rhapsody.com　試聴しながら好みの楽曲を選択し、ギフト用のプレイリストやCDが作れるサイト

www.thesongstudio.com　イベントに最適な音楽の作曲を特注できるサイト

www.apple.com/itunes　何百万曲もの中から好きな楽曲をダウンロードし、ギフト用のプレイリストやCDを作れるミュージック・ストア

ww.walmart.com　ダウンロードしてギフト用CDが作れる、何百万もの曲を取り揃えている

www.yourcustomsong.com　自分のためだけの歌を作ってもらえるサイト

最後の願いを明らかにする

www.agingwithdignity.org　生前準備を希望する人へのアドバイスと情報を提供している非営利団体、エイジング・ウィズ・ディグニティ(Aging with Dignity)

www.better-endings.org　医療、葬儀、献体等に関する生前指示書などの作成手順に詳しいサイト

www.caregivers.org　慢性病や認知障害を抱える患者の介護に当たる家族向けに情報、教育、サポートを提供しているアメリカの非営利団体、介護家族連盟(Family Caregiver Alliance)

www.compassionandchoices.org　終末期の選択に関して最も包括的な情報源

www.hospicecare.com　終末期の選択をサポートする国際的組織

www.uslivingwillregistry.com　終末期の意思決定に関する法的書類の作成をサポートする団体

www.legacywriter.com　遺言、リビングウィル、委任状などの法的書類の作成サイト

www.partingwishes.com　遺言やリビングウィルから葬儀計画書まで、各種書類の作成をサポートしてくれるサイト

www.yourethicalwill.com　人生で学んだ価値観や教訓まで盛り込んだ遺書づくりをサポートしてくれるサイト

人生の卒業を祝う

www.funerals.org　賢く葬儀を挙げるための消費者向け情報サイト

www.funeralplan.com　自分らしい葬儀の計画づくりを教えてくれるサイト

www.thegreenfuneralsite.com　環境に優しい葬儀を行うための情報サイト

www.memory-of.com　追悼ウェブサイトを作成するサイト。訪問者はウェブ上でキャンドルを灯したり、メッセージを残したりできる

www.missing-you.com　同じく追悼ウェブサイトを作成するサイト。写真やビデオなどをアップロードできる

www.muchloved.com　オンラインで追悼式や礼拝を行うサイト

www.butterflywebsite.com　葬儀で空に放つための蝶々の販売業者を検索できるサイト

www.thefuneralsite.com　葬儀を計画する際に役立つ総合情報サイト

www.theskylantern.com　葬儀で空へ飛ばす灯篭（スカイランタン）を購入できるサイト

愛を実践する

www.celebratelove.com　許しや絆について優れたコラムを提供しているサイト

www.fivelovelanguages.com　自分自身、パートナー、子ども、友人、同僚について見つめ直したい人に最適。人生観を変えてくれる情報が満載

www.thework.com　人生を変える4つのスピリチュアルな質問を投げかけるサイト

www.loveandforgive.org　愛と許しの実践、手放すことをシンプルに教えてくれるサイト

www.lifeandlove.tv　動画を中心に愛に関するさまざまなメッセージを発信しているサイト

www.learningtoforgive.com　怒りや不満といった感情からの解放を助けてくれるサイト

www.reallove.com　真実の愛への理解を深め、それを実践するためのツールを豊富に提供している優れたサイト

www.self-compassion.org　身近なところから愛を実践できるように手助けしてくれるサイト

www.cnvc.org　愛の言葉を学べるサイト

www.thelovedarebook.com　40日間で人生、人間関係、結婚生活を変えるための本 "The Love Dare" が購入できるサイト

参考文献・参考映画

Age Wave, 2005. The Allianz American Legacies Study, May 2005.

Alvarez, L., 2005. Farewell with Love and Instructions. New York Times, Oct 6,2005.

Anderson, M., 2003. Sacred Dying: Creating Rituals for Embracing the End-of-life. 1st ed. Da Capo Press.

Anonymous, 2005. Pop Replaces Hymns at Funerals. Daily Mail, Nov 17, 2005.

Bell, A., 2007. Christian Huygens. 1st ed. Bell Press.

Billy Elliott, 2000. Film/Musical. Written by Lee Hall. (『リトル・ダンサー』メルヴィン・バージェス著、リー・ホール原作シナリオ、藤田真利子訳、愛育社、2001年)

Chochinov, H., et al, 2005. Dignity Therapy: A Novel Psychotherapeutic Intervention for Patients Near the End-of-Life. Journal of Clinical On-cology, August 20, 2005, Vol 23, No 24.

Critser, G., 2007. The Man Who Will Help You Live for 1000 Years. The Times, Sept 7, 2007.

Dignity in Dying, 2005. A Fear of Dying Alone, April 2008.

Eardley, S., 2003. How blessed Are You. "Reconnections & New Directions" Conference.

Edwards, B., and Rodgers, N., 1977, Everybody Dance, performed by Chic. Sony.

Friedman, R., and James, J., 1998. The Grief Recovery Handbook: The Action Program for Moving Beyond Death, Divorce and Other Losses. 2nd ed. Collins Living. (『悲しみに「さよなら」を言う方法』ジョン・W・ジェイムズ、ラッセル・フリードマン著、山口和代訳、飛鳥新社、2002年)

Gallup, G., 1991. Public Opinion Poll. Rowman & Littlefield.

Isaacson, G., 2007. Music: Different Grooves for Different Moods. Psychology Today, September 5, 2007.

Jaworski, J., Senge, P., Scharmer, O., 2008. Presence: Human Purpose and the Field of the Future. 1st ed. Broadway Books.

Josephson, M., 2003. What Will Matter. Josephson Institute.

Kenyon, G., and Randell, W., 1997. Restorying Our Lives: Personal Growth Through Autobiographical Reflection. 1st ed. Praeger.

Klass, D., 1996. Continuing Bonds: New Understandings of Grief. 1st ed. Taylor & Francis.

Kubier-Ross, E., 1973. On Death & Dying. 1st ed. Routledge.（『死ぬ瞬間――死とその過程について』エリザベス・キューブラー・ロス著、鈴木晶訳、中公文庫、2001年）

Leland, J., 2006. It's My Funeral and I'll Serve Ice Cream If I Want To. New York Times, July 20, 2006.

Moody, R., 1977. Life After Life, The Investigation of a Phenomenon: Survival of Bodily Death. 1st ed. Bantam Books.

Morse, M., 1991. Closer to the Light, Learning From the Near Death Experiences of Children. 1st ed. Ballantine Books.（『臨死体験 光の世界へ』メルヴィン・モース、ポール・ペリー著、立花隆監修、TBSブリタニカ、1997年）

My Life, 1983. Film. Written and Directed by Bruce Joel Rubin.

Puchalski, C., 2006. A Time for Listening and Caring: Spirituality and the Care of Chronically Ill and Dying. 1st ed. Oxford College Press.

Reiss, M., 2005. Many Happy Returns. The Guardian. April 16, 2005.

Rinpoche, S., 1992. The Tibetan Book of Living and Dying. 1st ed. Harper San Francisco.（『チベットの生と死の書』ソギャル・リンポチェ著、大迫正弘・三浦順子訳、講談社、2010年）

Sanderson, D., 2005. This is How to Bring Up Our Daughter, Dying Wife Wrote. The Times, April 26, 2005.

Sleeper, 1973. Film. Written and Directed by Woody Allen.（『スリーパー』[DVD]ウディ・アレン監督、20世紀フォックス、2002年）

Tutu, D., 2007. Believe: The Words and Inspiration of Archbishop Desmond Tutu. 1st ed. Blue Mountain Arts.

Walter, T., 1992. Funerals: And How to Improve Them. 1st ed. Hodder & Stoughton.

Walter N. Afanasieff, 1993. Hero, performed by Mariah Carey. Warner/Chapell.

Williamson, M., 1996. A Return to Love: Reflections on the Principles of "A Course in Miracles". 1st ed. Harper.

◇著者◇

ジェミニ・アダムズ（Gemini Adams）

英国ソールズベリー出身。21歳のとき、母親をガンのために48歳の若さで亡くし、そこで経験した大きな喪失感と悲しみをきっかけに、悲嘆（グリーフ）ケアについて学ぶ。英国有数の遺族サポート団体「CRUSE」におけるカウンセラーとしての活動と並行して、医師やホスピス関係者など数多くの専門家や、何百人もの遺族に対して取材を行い、その結果をもとに本書を執筆した。現在は、米国ロサンゼルスを拠点に、死別体験に備えるためのワークショップや、遺族へのコーチングなどを行っている。英国スピリチュアル・ヒーラーズ連盟会員。これまでの優れた研究成果に対し、ウィンストン・チャーチル記念財団賞を受賞。本書も、USA Book Newsの「ベストブック賞」やMom's Choiceの「金賞」をはじめ、数々の賞に輝いた。母親のアンドレア・アダムズはBBC（英国放送協会）の記者であり、「職場のいじめ問題」を英国で最初に取り上げたジャーナリストとして有名。

http://www.realizethegift.com

◇訳者◇

峰岸計羽（みねぎし・かずは）

埼玉県生まれ。立教大学文学部英米文学科卒業。

外資系製薬企業で秘書業務や実務翻訳に従事したのち、本格的に翻訳を学び、翻訳家に。別名での活動も含め、『天国にいったペットたち』（ハート出版）など訳書多数。

翻訳協力：株式会社トランネット http://www.trannet.co.jp

カバー写真：© spoon/a.collectionRF/amanaimages

死ぬときに後悔しない「こころの遺産」の贈り方

平成23年7月24日　　第1刷発行

著　者　ジェミニ・アダムズ
訳　者　峰岸計羽
装　幀　フロッグキングスタジオ
発行者　日高裕明
発　行　株式会社ハート出版

〒171-0014 東京都豊島区池袋3-9-23
TEL03-3590-6077　FAX03-3590-6078
ハート出版ホームページ　http://www.810.co.jp

乱丁、落丁はお取り替えします。その他お気づきの点がございましたら、お知らせください。

ISBN978-4-89295-683-6

印刷・製本 中央精版印刷株式会社